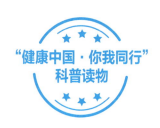

"健康中国·你我同行"
科普读物

健康管理
体检有方

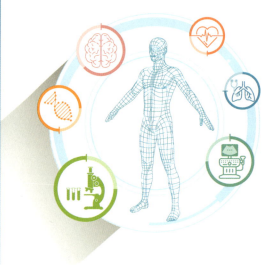

国家卫生健康委宣传司 组织编写

丁 强 张 群主 编

人民卫生出版社
·北 京·

图书在版编目（CIP）数据

健康管理，体检有方 / 国家卫生健康委宣传司组织
编写；丁强，张群主编. -- 北京：人民卫生出版社，
2025. 6. -- ISBN 978-7-117-37960-1

I. R194. 3

中国国家版本馆 CIP 数据核字第 2025V2A370 号

健康管理，体检有方
Jiankang Guanli, Tijian Youfang

策划编辑　庞　静　赵沐霖　责任编辑　赵沐霖
数字编辑　闫　瑾
书籍设计　尹　岩　梧桐影
组织编写　国家卫生健康委宣传司
主　　编　丁　强　张　群
出版发行　人民卫生出版社（中继线 010-59780011）
地　　址　北京市朝阳区潘家园南里 19 号
邮　　编　100021
E - mail　pmph @ pmph.com
购书热线　010-59787592　010-59787584　010-65264830
印　　刷　北京顶佳世纪印刷有限公司
经　　销　新华书店
开　　本　710×1000　1/16　　印张:15
字　　数　167 千字
版　　次　2025 年 6 月第 1 版
印　　次　2025 年 7 月第 1 次印刷
标准书号　ISBN 978-7-117-37960-1
定　　价　75.00 元

打击盗版举报电话　010-59787491　　E- mail　WQ @ pmph.com
质量问题联系电话　010-59787234　　E- mail　zhiliang @ pmph.com
数字融合服务电话　4001118166　　　E- mail　zengzhi @ pmph.com

专家指导委员会

顾　　问　李　斌

执行主编　邬惊雷

委　　员（以姓氏笔画为序）

丁　强　于　康　王　刚　王　冀　王建业

王健全　王雪凝　吉训明　邬惊雷　米　锋

李长宁　李为民　李新华　吴文育　张　罗

张　勇　张　群　张文宏　周行涛　赵　敏

胡盛寿　胡强强　姜　辉　贾伟平　倪　鑫

徐丛剑　郭立新　郭传瑸　谢　杨　谢　斌

赫　捷

编写委员会

顾　问　郭　清　曾　强　刘玉萍　武留信

主　编　丁　强　张　群

副 主 编　王建明　唐世琪　王占山　李晓娜

编　委（以姓氏笔画为序）

丁　强　马　骁　王　鹏　王　燕　王占山　王建明

帅　平　田军章　付　君　朱文芳　刘绍辉　汤　茜

许　津　苏景宽　李　力　李　静　李晓娜　李景波

吴　非　吴伟晴　余成啸　冷　松　汪天培　宋　词

宋国营　宋震亚　张　晋　张　卿　张　群　陈　刚

陈宗涛　苗梦媛　罗　力　周卫红　郑延松　孟凡莉

赵　馨　柏涌海　洪海鸥　郭　雯　郭智萍　唐世琪

商洪涛　鲁　璟　褚　熙

编写秘书　钦　佩

审读专家（以姓氏笔画为序）

冯爱成　江孙芳　张晨莉　洪　维　徐　群

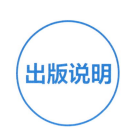

党的二十大报告指出，把保障人民健康放在优先发展的战略位置，完善人民健康促进政策。习近平总书记强调，健康是幸福生活最重要的指标，健康是1，其他是后面的0，没有1，再多的0也没有意义。

普及健康知识，提高健康素养，是实践证明的通往健康的一条经济、有效路径。国家卫生健康委宣传司、人民卫生出版社策划出版"健康中国·你我同行"系列科普读物，初心于此。

系列科普读物的主题最大程度覆盖人们最为关心的健康话题。比如，涵盖从婴幼儿到耄耋老人的全人群全生命周期，从生活方式、心理健康、环境健康等角度综合考虑健康影响因素，既聚焦心脑血管疾病、癌症、慢性呼吸系统疾病、糖尿病、传染病等危害大、流行广的疾病，也兼顾罕见病人群福祉等。

系列科普读物的编者是来自各个领域的权威专家。他们基于多年的实践和科研经验，精心策划、选取了广大群众最应该知道的、最想知道的、容易误解的健康知识和最应掌握的基本健康技能，编撰成册，兼顾和保证了图书的权威性、科学性、知识性和实用性。

系列科普读物的策划也见多处巧思。比如，在每册书的具体表现形式上进行了创新和突破，设置了"案例""小课堂""知识扩

展""误区解读""小故事""健康知识小擂台"等模块，既便于读者查阅，也增加了读者的代入感和阅读的趣味性及互动性。除了图文，还辅以视频生动展示。每一章后附二维码，读者可以扫描获取自测题和答案解析，检验自己健康知识的掌握程度。此外，系列科普读物作为国家健康科普资源库的重要内容，还可以供各级各类健康科普竞赛活动使用。

每个人是自己健康的第一责任人。我们希望，本系列科普读物能够帮助更多的人承担起这份责任，成为广大群众遇到健康问题时最信赖的工具书，成为万千家庭的健康实用宝典，也希望携手社会各界共同引领健康新风尚。

更多该系列科普读物还在陆续出版中。我们衷心感谢大力支持编写工作的各位专家！期待越来越多的卫生健康工作者加入健康科普事业中来。

"健康中国·你我同行"！

专家指导委员会

2023 年 2 月

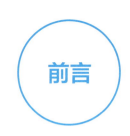

　　健康是民族昌盛和国家富强的重要标志，也是广大人民群众的共同追求。伴随健康中国战略深入实施，"'以治病为中心'转变为'以人民健康为中心'""每个人都是自己健康的第一责任人"的理念逐渐深入人心。《"健康中国2030"规划纲要》提出"实施慢性病综合防控战略"，到2030年，实现全人群、全生命周期的慢性病健康管理。党的二十大报告指出，要坚持预防为主，加强重大慢性病健康管理，提高基层防病治病和健康管理能力。

　　目前，以心脑血管疾病、癌症、慢性呼吸系统疾病、代谢性疾病为代表的慢性非传染性疾病威胁着我国居民的生命健康，带来的疾病负担不容小觑。此外，随着城镇化的快速发展和生活节奏的日益加快，不健康饮食、缺乏运动等不良生活方式普遍存在，这些无疑成为慢性病发生发展的"温床"。从健康状态到疾病前期，再到出现临床症状是一个相对长的过程，而健康管理可以在这一过程中，针对疾病及其风险因素，进行"早期筛查、早期评估、早期干预"，从而阻断、延缓疾病的发生和发展，实现维护健康的目的。完整的健康管理是从健康信息采集、健康体检、健康评估到健康干预的闭环，健康体检是其中最为关键的环节之一。只有科学、精准的体检才能帮助我们更好地发现潜在健康问题，从而更有效地推动

疾病预防关口前移。

　　近年来，在党和国家的高度重视和统筹推进下，我国健康管理正迎来快速发展的新阶段，越来越多的民众认识到定期进行健康体检、加强健康管理的重要性。与此同时，民众对健康体检的理解还不够充分，一些误区、盲区仍然存在，健康体检与健康管理相关知识的科学普及仍需加强。基于此，本书从健康体检与健康管理的基本概念和意义入手，围绕"检前、检中、检后"各个环节，向读者朋友们立体、系统地介绍了如何科学合理地选择体检项目，常见的慢性病如何筛查，健康体检前和体检过程中的常见注意事项，如何看懂常见体检项目的结果以及如何做好体检后的健康管理等。本书不仅是一份应对健康体检的"实用攻略"，也是一份提升个人健康技能的"说明书"，适合各类人群阅读，尤其是那些想要进行健康体检或虽然已常规进行健康体检但仍抱有疑惑的人群。相信在这本书中，您可以找到答案。

　　本书由多位深耕健康管理一线、经验丰富的健康管理领域专家，参照国内外健康体检与健康管理领域的指南共识、专著和最新研究成果，并结合我国二十多年来健康管理行业发展的实践经验，共同设计和撰写。在编写过程中，我们得到中华医学会健康管理学分会、江苏省医学会等的关心和支持，也从很多受检朋友中汲取了灵感和思路，对此表示衷心的感谢。由于学识水平有限，难免有不足或疏漏之处，敬请广大读者提出宝贵意见。

丁强　张群

2024 年 8 月

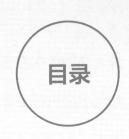

目录

健康体检，让预防成为一种理念

科学选择，让健康体检更精准

目录

合理准备，让健康体检更高效

读懂报告，让健康体检更有效

全面管理，让健康成为一种习惯

健康体检，
让预防成为
一种理念

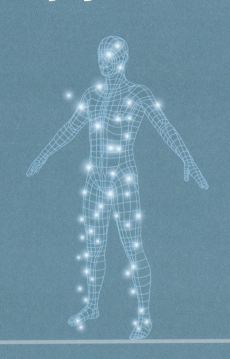

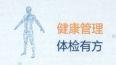

维护健康是千百年来人们共同追求的一个命题。古人说"上医治未病"，现在我们说"预防为主、关口前移"，这些都体现了对于疾病及其风险因素的"早筛查、早评估、早干预"的重要性，而健康体检与健康管理正是打开这扇"健康之门"的"金钥匙"。在本章中，我们将从健康体检与健康管理的概念与发展、意义与价值、途径与误区等方面谈起，共同走进这个新兴而重要的健康领域，从而更加深入地理解健康体检与健康管理。

什么是健康体检与健康管理

"医生，你好，我想去体检中心，请问怎么走？"小明满头大汗地拉住一个穿着白大褂的医生，举着手中的体检通知单问道。医生看到他一脸焦急的样子，笑着指着前方说："那边就是哦！"小明挠挠头，心里嘀咕：那边不是写着健康管理中心吗？健康管理中心是做什么的？在那里也可以做体检吗？这个要求上写的是到医院体检中心，这是一回事吗？

 小课堂

1. 从健康体检走向健康管理

随着我国经济和社会的快速发展，人们的生活水平不断提高，追求健康、主动体检的观念也越来越深入人心，很多医院或者机构已经将原来的"健康体检中心"改为"健康管理中心"。有人疑惑，什么是健康管理？也有很多人认为健康体检就是健康管理，这

是不准确的。实际上，健康体检作为健康管理的第一步，主要目的在于了解和掌握你的健康状况，进行健康信息采集和开展相应的医学检查，对疾病尤其是对慢性非传染性疾病及其风险因素进行筛查与甄别。

然而，仅仅依靠健康体检尚不能完全达到预防疾病、维护健康的目的。在体检的基础之上，还需要进一步评估和干预，这也就形成了健康管理的第二步和第三步，只有将健康危险因素真正管理起来，才能"不生病、少生病、晚生病"，这也与我国传统医学中"上医治未病"的思想不谋而合。在这样的理念转变之下，已经有越来越多的医院或机构将单纯的健康体检服务向着健康风险评估、疾病风险预警、生活方式干预、定期随访和持续追踪等一体化的健康管理服务延伸，也就形成了由"健康体检中心"向"健康管理中心"的转变。

2. 现代医学中健康管理的兴起

现代医学中的"健康管理"最早出现在美国。20世纪50年代末，美国商业医疗保险公司首先提出"管理式保健"的概念，主要是通过健康体检和有效干预，提高人口健康水平和企业生产效率，减少保险赔付，控制医疗费用。到20世纪下半叶，英国、德国、法国、加拿大和日本等也先后效仿，开展预防性体检和实施健康管理服务，并逐渐将这些内容纳入全民健康促进的策略规划。健康管理真正开始在我国兴起并迅速发展是自2 000年以来。时至今日，健康管理已成为"健康中国"战略中不可或缺的重要组成部分。

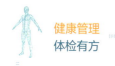

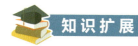
知识扩展

健康管理与"四级预防"

　　"四级预防"是预防医学体系中的概念之一，包括零到三级。零级预防旨在通过全社会多部门的参与，采取措施，预防可能导致疾病的各种危险因素出现；一级预防通常是指预防疾病的发生；二级预防是预防疾病的发展；三级预防是在疾病已经发生后减轻它带来的影响，避免或减少残疾和残障。健康管理作为一种贯穿健康全流程的医学服务，与"四级预防"密切相关，并且更加强调零级预防和一级预防，通过早期筛查、评估和以非药物为主的生活方式干预来管理疾病及相关风险因素。因此，健康管理不仅仅是做完体检就"万事大吉"了。

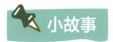 小故事　**走进健康管理的发展简史——健康管理在古代**

　　健康管理虽然是现代医学体系中的一门新兴学科，但它的起源离不开中西方医学思想与历史文化的吸收和传承。两千多年前，《黄帝内经·素问》中就提出"圣人不治已病治未病，不治已乱治未乱"。这体现了中国传统医学中"预防为主"的思想，而中医中"辨证论治"的个体化观念和"天人合一"的整体观念，也与现代健康管理模式不谋而合。同样，西方古代医学论著中也蕴含了不少健康管理思想，例如西方医学奠基人——古希腊的希波克拉底，他指出"能理解生命的人同样理解健康对人来说具有最高价值"；古罗马学者凯尔苏斯在他编撰的《医药八书》中将医学实践分为三个

部分，即饮食治疗、药物治疗和手术治疗。这些是西方医学中对健康管理思维的早期体现，而这些中、西方古代医学思想对我们当下的健康管理都具有重要的借鉴意义。

健康体检与健康管理如何助力健康

　　老王所在的单位组织的年度健康体检又开始了。过去的几年里，老王对待体检这件事也不是很认真，想起来就去一下，忙的时候就忘记了。他记得前年健康管理中心的医生和他说要注意血糖，还要进行年度胸部计算机断层扫描（CT）复查，老王想着也不是什么大事，一忙起来就全都抛在了脑后。一天，人事部门的张姐走过来说："老王，你今年可不能不去体检了啊，要对自己的健康负责！"老王心想，体检真的有用吗？

 小课堂

健康管理的核心——早期筛查、早期评估、早期干预

　　随着健康理念的普及和推广，很多人认识到了健康体检和健康管理的重要性，但也有很多人疑惑，健康体检与健康管理真的有用吗？看病吃药不是效果更明显吗？要想回答这个问题，就不得不提到健康管理的核心——"三早"，即早期筛查、早期评估、早期干预。

　　我们知道，慢性病通常是难以完全治愈的，不仅需要长期服

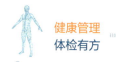

药，在生活上也会有诸多限制，甚至会发展为严重的并发症等，给个人、家庭和社会带来沉重负担。而慢性病的形成通常需要较长的时间，在出现相应症状之前会有一个"窗口期"或称"疾病前期"，如果在这个时期内进行早期筛查和疾病风险的评估，并加以干预和管理，使这些人从"风险状态"转归到"正常状态"，或者慢一点进入疾病状态，这样不管是从个人还是社会经济的角度来说，都是"上策"。世界卫生组织在其报告中指出，在降低烟草使用、促进健康饮食、减少过多酒精摄入等政策领域每投入 1 美元，可以分别带来 7.43 美元、12.82 美元和 9.13 美元的回报，健康管理的"性价比"不言而喻。

因此，健康体检与健康管理就是这样一个过程，通过科学有效的健康体检，可以发现疾病的早期征象和存在的风险因素，结合个人、家庭、环境和生活方式等信息，根据现有的评估模型，可以对一些疾病的患病风险、功能状态和健康状况进行量化，从而为进行管理提供依据。健康体检后，对一些关键和重要健康指标进行跟踪和随访，并通过非药物的方法进行改善，必要时辅以药物治疗，如此形成健康管理的闭环，从而达到预防疾病、促进健康的目的。

 知识扩展

健康的概念

健康的概念与人类社会、经济、文化和科技的发展密切相关。在原始社会，由于社会生产力水平低，生存环境也相对恶劣，人们所追求的首先是保全生命，健康只是一个笼统的、模糊的概念。那

时人们普遍认为健康是神灵赐予的，而疾病是神灵的惩罚或被妖魔附身，人只要活着就是健康。随着自然哲学的诞生，以其为基础的思维方式用以阐释健康和疾病，"四体液学说"和"阴阳五行学说"反映了那时候人们的健康观。随着人类对自然界认识的不断加深与医学科学的兴起，人们开始意识到病原微生物的侵袭以及意外伤害导致的不适、疼痛或伤残会给人带来巨大的影响。因此，医生和大众认为"没有疾病就是健康"。

20 世纪以来，医学模式向"生物—心理—社会"模式转变，健康的概念也进一步丰富。世界卫生组织提出"健康不仅是没有疾病，而且包括生理健康、心理健康、社会适应良好以及道德健康"。进入 21 世纪，人们更加意识到人与环境的关系，所以完整的健康不仅包括个体，还包括人们居住的物理环境和生态系统等，人类对健康的追求逐步上升到"生物、心理、社会和自然"多层次、多方面的需求。

健康体检的多种途径

小丽的爸爸今年 66 岁，作为曾经的自由职业者，已经有好几年没做体检。最近，社区通知他可以到社区医院做免费体检，希望他尽快去完成。小丽爸爸心里觉得奇怪，"只听说到医院和机构做体检，天下哪有免费的午餐？该不会是骗子吧！"小丽听说这件事，不禁笑着说道："爸爸，虽然要夸你谨慎，但这次人家真的不是骗子，这也是健康体检的一种途径！"

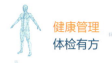

 小课堂 ● ● ● ● ● ● ● ● ● ● ●

1. 在医院健康管理中心或健康管理机构进行体检

前往综合医院健康管理中心进行体检是目前的主要途径。其优势在于依托医院，专业性较强，设备更为齐全，医护团队经验丰富，能够为受检者提供科学精准的检查结果和健康建议，便于以后继续在医院就诊。一些专科医院也提供健康体检服务，但相较综合医院更具针对性，如妇幼保健院在女性和儿童健康体检方面更加擅长；职业病医院主要面向特殊职业人群开展专项体检等。目前，社会办健康管理（体检）机构也成为承接健康体检工作的重要力量并形成自己的独特优势，可以在合理甄别的基础上根据实际需要进行选择。

2. 在社区卫生服务中心或乡镇卫生院进行体检

国家基本公共卫生服务项目是我国政府针对当前城乡居民存在的主要健康问题，面向全体居民免费提供的最基本的公共卫生服务，部分内容中包括基础健康体检服务，由社区卫生服务中心和乡镇卫生院负责实施。其中，面向一般成年人的有以下几种类型。

（1）面向辖区内 65 岁及以上常住居民，每年进行 1 次健康管理服务，包括生活方式和健康状况评估、体格检查、辅助检查和健康指导。

（2）面向辖区内 35 岁及以上常住居民中的原发性高血压患者、2 型糖尿病患者和慢性阻塞性肺疾病患者，每年进行 1 次较全面的健康体检，可与随访相结合。

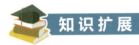 **知识扩展**

国家基本公共卫生服务项目的老年人健康管理包含哪些内容

当前，我国的国家基本公共卫生服务项目以儿童、孕产妇、老年人、慢性疾病患者为重点人群，旨在建立起维护民众健康的第一道基础屏障。面向65岁及以上的老年人，开展免费的年度健康管理，通常包括的项目如下。

（1）生活方式和健康状况评估：包括基本健康状况、体育锻炼、饮食、吸烟、饮酒、慢性疾病常见症状，既往所患疾病、治疗方式及目前用药和生活自理能力等情况，以问诊和问卷评估方式进行。

（2）体格检查：包括体温、脉搏、呼吸、血压、身高、体重、腰围、皮肤、浅表淋巴结、肺部、心脏、腹部等常规体格检查，并对口腔、视力、听力和运动功能等进行粗测判断。

（3）辅助检查：包括血常规、尿常规、肝功能 [丙氨酸转氨酶（ALT）、天冬氨酸转氨酶（又称谷草转氨酶，AST）和总胆红素]、肾功能（肌酐和血尿素氮）、空腹血糖、血脂（总胆固醇、甘油三酯、低密度脂蛋白胆固醇、高密度脂蛋白胆固醇）、心电图和腹部彩超（肝胆胰脾）检查。

（4）健康指导：告知健康体检结果，对新发现或既往确诊的主要慢性病进行相应疾病管理，进行健康生活方式以及其他健康指导，并提醒定期复查或告知下次健康管理服务时间。

根据各地不同的财政情况和地方病情况，65岁及以上人群的健康体检包含的项目在以上内容的基础上可能略有差别。当然，在基本健康体检的基础上，也还需要根据个人情况进一步完善相关检查。

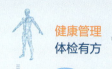

误区解读

不管是什么类型的体检都可以在任意综合医院进行

这种说法不完全正确。一些因特殊目的进行的体检，常常需要通过指定的途径进行。例如，出国旅行前或从一些国家返回我国时，往往需要进行体检。这类体检通常需要在当地具有资质的"国际旅行保健中心"或指定医院进行，并由他们出具指定形式和经过认证的外文报告。再比如，通常情况下，入职体检、升学体检等会要求在三甲医院进行，二级医院和社区医院并不能满足这一要求。进行这些具有特殊目的的体检前，请与相关机构进行充分沟通和咨询，避免"走冤枉路"。

主动健康，做自己健康的第一责任人

李先生今年50岁，是一位非常注重健康的职场人。自从在十余年前的一次体检中查出了各种问题，他的观念就有了很大改变。在健康管理中心专业人员的帮助下，他现在每天坚持进行适度的锻炼，维持良好的体能状态。在饮食上，他注重营养搭配，在外聚餐也十分注意食材的选择。此外，他还定期进行体检，关注一些官方渠道推荐的疾病管理科普知识，并带动着周围人一起做。李先生深知，健康不能依赖他人，要靠自己主动管理和维护，自己才是健康的第一责任人。

小课堂

1. 什么是主动健康

　　主动健康是一种在健康中国战略背景下提出的新兴理念，它倡导从整体出发，主动预防和控制疾病风险，提高自身健康素养，践行健康的生活方式。其中，一系列健康技术和创新科技可以起到支撑作用，例如健康状态的动态连续监测、健康风险的评估和预警、智能化的健康干预等。这些技术可以帮助民众掌握自己当前的健康状态，在医生的指导下及时纠正不良因素。相较于"患病就医、有病治病"的"被动医疗"，主动健康更强调个体对于自身健康的管理能力。

　　对于民众而言，主动健康意味着我们要自觉地去关注和管理自己的健康，学会通过科学、合理的方式识别健康风险因素并积极改善那些可改变的因素，从而达到维护健康的目的。"每个人都是自己健康的第一责任人"，这不仅仅是一句简单的口号，也是《中华人民共和国基本医疗卫生与健康促进法》对每一位公民的要求。

2. 主动健康应该怎么做

　　首先，我们要加强健康知识的学习和积累，提高自己的健康素养，这包括对于疾病相关知识和药品相关信息的认知，对健康信息的接收、分析、辨别和转化成行为的能力等。其次，我们要践行良好的生活方式，包括合理饮食、戒烟限酒、规律作息、科学运动等。同时，我们还要保持积极乐观的情绪状态，以应对生活中的各种挑战和压力。此外，如果具有某些疾病风险因素或已经患有某些慢性病，也需要积极应对，通过药物和非药物方式进行疾病及风险

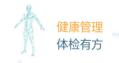
因素管理，定期监测、随访和健康体检等，都是主动健康的重要环节。在此过程中，不断了解和学会使用一些新技术、新工具，可以帮助我们更好地掌握自己的健康水平，形成有效的"正反馈"。健康不仅仅是个人的事情，也关系到家庭和社会的和谐稳定。因此，我们也要积极参与社会公益活动，传播健康理念，帮助更多的人树立正确的健康观念，共同营造健康、和谐的社会环境。

 知识扩展

为什么要重视主动健康

首先，健康是幸福生活的基石。一个健康的身体意味着我们能够更有效地应对生活的挑战和压力。当我们主动关注健康，通过了解和学习健康知识，采取积极的生活方式，我们就能更好地预防疾病，提高生活质量。这也是自我成长和提升的体现，不仅有助于我们维护健康，还能让我们在面对其他生活挑战时更加自信和从容。

其次，主动健康有助于减轻医疗系统的负担。随着人口老龄化和慢性病患者的增多，医疗系统的压力越来越大。如果我们每个人都能主动关注自己的健康，及时预防和治疗疾病，就能减少医疗资源的浪费，让有限的医疗资源得到更合理的分配。

最后，做自己健康的第一责任人也是一种社会责任。我们的健康不仅关乎自己，也关乎家人、朋友和社会，一个健康的个体能够为家庭和社会创造更多的价值，同时也能减少因疾病带来的社会负担。

误区解读

慢性病管理完全是医生的事

这种想法是错误的。"患病就医、有病治病"可能是很多人的观念，并且一旦生病之后觉得完全交给医生就可以了，医生让做什么就做什么，这样可以管理好疾病，这是"被动医疗"的观念。事实上，医务人员的介入通常是在发现明显的疾病风险以及患病之后，并且这种介入也是相对有限的，更多是关于治疗和用药方面，并不能完全覆盖慢性病管理的各个方面。因此，慢性病的管理不完全是医生的事，诸如合理膳食、科学运动等生活方式的改变，在专业意见的指导和监督下，更有赖于个人的实施和执行。

答案：1. C；2. A；3. ×

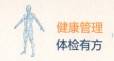
健康知识小擂台

单选题：

1. 健康管理的核心理念和内容不包括（　　）

    A. 早期筛查　　　　　　B. 早期评估

    C. 早期诊断　　　　　　D. 早期干预

2. 下列哪项服务由社区卫生服务中心负责实施并与健康体检相关（　　）

    A. 国家基本公共卫生服务　B. 疫苗接种

    C. 出入境检验检疫　　　　D. 开药和输液

判断题：

3. 健康管理就是健康体检。（　　）

健康体检，让预防成为
一种理念自测题
（答案见上页）

科学选择，
让健康体检
更精准

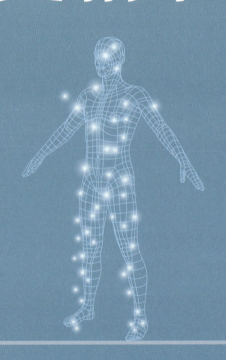

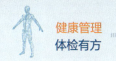
如何让健康体检更加精准，而不是"走个过场"？这可能是很多人的疑问。这不仅需要依托专业的医疗技术，也需要一份科学、个体化的健康体检方案作为"基石"。面对各式各样的检查项目和专业名词，您是否也感到有一些"眼花缭乱"？在本章中，我们将分析如何选择健康体检项目，并介绍健康体检方案的组成，哪些是基本检查项目，哪些是专项检查项目，各类主要疾病又该如何筛查。同时，我们也将共同解读一些关键的检查项目，帮助您在健康体检前"知其然"，也"知其所以然"。

合适的才是最好的——如何选择健康体检项目

常年在外做生意的李总终于结束了一年的奔波，心想到年底一定要带着全家人做全面的健康体检。这天，他来到医院的健康管理中心，刚走进咨询室，便跟医生说道："医生，我和家里人要做全身体检，要最贵的！"医生说："贵不一定适用，合适的才是最好的，您先坐下回答我一些问题，我帮您选择科学、合理的健康体检项目。"

 小课堂

选择健康体检项目时的考虑因素

伴随健康体检理念的不断更新以及新技术、新方法的不断涌现，健康体检的项目也越来越科学化、多样化。走进大型医院的健康管理中心，往往会被各种各样的体检套餐或内容弄得眼花缭乱，

如何科学、全面、合理地选择健康体检项目成了做好健康管理的"第一道坎"，以下是一些小建议。

对于个人进行健康体检，在选择项目时可以从几个方面进行考虑。

（1）年龄和性别：不同年龄段和不同性别的人群，在体检项目上应略有侧重，如40岁以上的女性应重视乳腺癌、宫颈癌等的筛查，男性则需要关注前列腺健康；50岁以上的人群应开始重视认知功能的筛查和评估等。

（2）自身健康状况和家族史：个人的疾病史、家族史以及目前是否有不适症状等，这些对于检查项目的选择具有重要参考意义。例如，已患糖尿病的人需要加强心脑血管疾病、肾脏病和眼底病变的筛查；具有肿瘤家族史的人需要适当提早起始筛查年龄等。

（3）生活习惯：不良生活习惯，包括吸烟、过量饮酒、缺乏运动、不健康饮食等，是许多慢性疾病的重要风险因素。因此，在选择体检项目时也要将这些因素考虑进去。

（4）职业特点：由职业带来的慢性疾病也不在少数，如长期接触粉尘的人患上呼吸系统疾病的可能性较高，长期伏案工作可能导致颈椎、腰椎疾病，接触化学物质的人则可能需要重视血液系统疾病检查等。

此外，还需要根据既往进行过的检查和需要复查随访的频率进行项目的选择。在本书接下来的章节中，我们还将就这些问题进行具体解读。

由单位统一组织的健康体检，不一定能自由选择体检项目，但通常也会根据性别和年龄设置几个不同的组合以更好地适应需要。

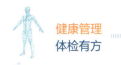

在此基础上，很多健康管理中心也支持自费补足必要的检查，可以向医生进行咨询，看是否需要完善相关检查，从而让一次健康体检尽可能发挥"最大功效"。因此，体检项目并不是越多、越贵就越好，更重要的是科学、合理地进行选择。

 知识扩展

如何了解某家医院或机构的健康体检项目

在进行健康体检前，很多人想要了解某家医院或机构的健康体检项目有哪些，体检套餐如何设置以及价格如何等，很多人也想要"货比三家"。那么，有哪些途径可以了解这些信息呢？

首先，最直接的方式便是前往健康管理中心进行咨询。很多中心设有咨询室、接待中心等，也会制作小册子来展示体检项目和套餐设置，这样便能直接询问到您关心的问题。其次，可以搜寻医院或机构的网站或官方微信公众号，有些单位开通的微信公众号上可以直接填写问卷、智能化形成个体化体检方案并实现在线预约，从而有效提高体检前准备工作的效率。最后，很多省份或城市的官方政务 APP，也具有医疗服务模块，其中就包含了体检预约服务，也可以方便快捷地了解到主要医院和机构的体检项目设置。需要注意的是，网上搜寻到的信息需要仔细辨别，通过官方途径更为可靠！

健康体检中的基本项目有哪些

　　小力今年30岁了，她想把一次全面的健康体检作为给自己的生日礼物，顺便也带今年刚退休的爸妈做一次体检。她通过医院健康管理中心提供的资料了解到，健康体检项目有很多，有一些是基本体检项目，有一些是专项体检项目。小力有些疑惑，到底哪些是基本体检项目呢？她的体检项目和爸妈的一样吗？

 小课堂

1. 什么是基本体检项目

　　根据我国健康体检领域的相关指南、共识和规定，可以将健康体检项目分为"基本体检项目"和"专项体检项目"两个大类。其中，基本体检项目是进行健康体检、形成个人健康管理档案和健康体检报告的基础项目，而专项体检项目主要是针对不同慢性病及慢性病风险进行筛查的项目。虽然基本体检项目是每个人都需要完成的，但是不同性别、不同年龄段以及不同健康状况的人群，基本体检项目会略有不同。

2. 基本体检项目包括哪些

　　面向一般成年人群健康体检的基本体检项目包括4个部分，每个部分又包含若干项目，具体如下。

　　（1）健康体检自测问卷。

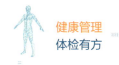
（2）体格检查：①一般检查：包括身高、体重、腰围、血压、脉搏；②内科、外科、眼科、耳鼻喉科、口腔科检查；③妇科检查（仅女性）。

（3）实验室检查：①常规检查：包括血常规、尿常规、粪便常规或粪便隐血相关指标；②生化检查：包括肝功能、肾功能相关指标，总胆固醇、甘油三酯、低密度脂蛋白胆固醇、高密度脂蛋白胆固醇，空腹血糖，血尿酸以及甲状腺功能相关指标；③细胞学检查：宫颈脱落细胞检查（仅女性）。

（4）辅助检查：①心电图检查；②放射检查：胸部 X 线或胸部 CT 检查；③彩超检查：腹部彩超检查，包括肝、胆、胰、脾、肾；妇科彩超检查，包括子宫、附件（仅女性）。

知识扩展

为什么要填写健康体检自测问卷

在进行健康体检前，一些健康管理（体检）中心会要求受检者完成一份问卷，这份问卷是做什么的呢？事实上，健康体检自测问卷作为健康体检的基本项目，与其他项目具有同等重要的作用。它可以帮助医生了解您的个人基本情况、健康状况和家族史等，也会收集生活方式以及心理精神压力等信息。这些信息将有助于医生为您制订个体化的健康体检方案，避免"千人一方"，也可以为开展检后健康评估和健康管理提供重要基础。例如，冠心病家族史是冠心病重要危险因素之一，如果一个人的父母、祖父母曾患有冠心病，应该建议他 / 她进行针对性的专项检查，从而更好地预防疾病

的发生。又如，问卷显示某人喜欢跳广场舞但是不喜欢游泳，那么在制订检后健康运动管理方案时，就可以针对广场舞这个项目作具体推荐和指导，从而让这份方案更加贴合实际和容易执行。

虽然，当前有不少健康管理（体检）中心尚未要求每一位受检者都填写自测问卷，但这也将成为未来发展趋势。有的人可能会担心自己的隐私信息被泄露，其实，正规医疗机构对医疗信息的安全和保密都有严格的规定和管理，对此不必过于担心。总之，填写问卷可以更好地为健康体检与健康管理全过程提供必要的信息，保障健康体检与健康管理的科学性和有效性。

 误区解读

分科检查，可查可不查

这种说法是错误的。基本健康体检项目中的分科检查，如内科检查、外科检查等，很多人在进行健康体检时觉得无关紧要便想要放弃，或者由于需要暴露隐私部位，觉得很麻烦而不想检查。事实上，这些检查也具有同样重要的作用，一些被忽视的问题可能会在查体中被发现。通过有经验的医生进行检查，可以尽早地发现病变，在一定程度上也可以弥补实验室检查或影像检查中缺失的部分，为综合判断提供依据。举个例子，一位女士在进行工作单位组织的年度体检时，通过外科检查乳腺触诊发现左侧乳房有一个包块，由于单位安排的体检套餐中不包括乳腺彩超检查或钼靶检查，医生立刻建议她进行加项检查，结果显示这个乳腺结节已经发生了癌变。因此，分科检查不是"可有可无"的小项目，千万不要轻易跳过这些检查。

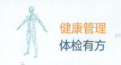
除了测血压，高血压筛查与评估还应做些什么

老张退休后，由于缺乏规律的运动，体重逐渐增加，他有吸烟的习惯，偶尔也会饮酒，还喜欢吃咸肉和腌菜。最近，老张时常感觉昏头涨脑，在邻居的提醒下去社区卫生服务中心测了血压，竟然达到了 160/100 毫米汞柱。社区医生考虑老张患有高血压，建议他连续测量 3 天，同时建议他到上级医院进行进一步评估。老张想到最近正好单位要组织在市人民医院体检，他打算问问医生，这种情况下，除了常规体检项目，他还需要补充哪些检查？

 小课堂

1. 什么是高血压

在未使用降压药物的情况下，非同日 3 次测量诊室血压，收缩压 ≥ 140 毫米汞柱和（或）舒张压 ≥ 90 毫米汞柱，可以诊断为高血压。而收缩压在 120 ~ 139 毫米汞柱和 / 或舒张压在 80 ~ 89 毫米汞柱之间则称为正常高值。

2. 哪些人需要进行高血压的筛查与评估

进行健康体检的所有人都应该进行高血压的筛查，尤其是伴随年龄增长和对于具有高盐饮食、过量饮酒、长期精神紧张、缺乏体力活动、超重或肥胖、2 型糖尿病史、血脂异常史、高血压家族史等风险因素的人群，更应该重视高血压及相关并发症的筛查与评估。

3. 如何进行高血压筛查与评估

血压测量是高血压筛查、评估最主要的方法。需要注意的是，血压可能会受到诸多因素的影响，如测量姿势是否标准、是否处于安静状态、是否饮用咖啡或服用其他可能影响血压的药物、是否存在过度疲劳或情绪波动等。体检过程中，应尽可能地排除这些干扰因素再做测量。

同时，在基本项目之外，还建议完善尿白蛋白/肌酐比值、糖化血红蛋白、同型半胱氨酸这几项实验室检查，评估是否存在糖代谢紊乱及肾脏并发症等，这些与高血压密切相关。

此外，高血压还容易引发眼底和心脑血管并发症。对此，建议进行眼底、心脏彩超、颈动脉彩超、脉搏波传导速度（PWV）以及踝肱指数（ABI）的检查，必要时进行头颅 CT、头颅磁共振成像（MRI）、冠状动脉 CTA 等。

还有的高血压是由其他疾病引起的，如肾脏疾病、阻塞性睡眠呼吸暂停综合征等，这类高血压称为继发性高血压。如医生怀疑是继发性高血压，还可能开具一系列更为专业的检查项目，有一些项目可能需要在专科完成。

 知识扩展

为什么高血压患者需要测同型半胱氨酸

同型半胱氨酸（Hcy）是一种人体中天然存在的氨基酸，为蛋氨酸和半胱氨酸代谢过程中产生的重要中间产物，被认为是多种心血管疾病的独立危险因素。高血压患者如果同时合并同型半胱氨酸

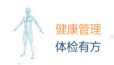
升高，则称之为 H 型高血压，研究发现 H 型高血压者患心脑血管疾病的风险显著高于单纯高血压者，所以在高血压患者中检测同型半胱氨酸尤为重要。

那么如何降低同型半胱氨酸呢？除了遗传基因突变引起的高同型半胱氨酸血症外，通常可以通过补充叶酸、维生素 B_6 和 B_{12} 来降低同型半胱氨酸水平，此外，日常生活中多吃绿叶蔬菜和新鲜的水果也可一定程度上降低同型半胱氨酸水平。

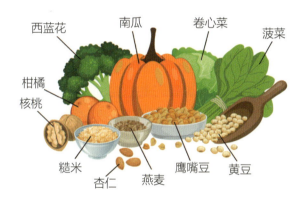

常见的富含叶酸的食物

误区解读

血压正常就不需要继续服用降压药物

这种说法是错误的。高血压患者降压治疗的目的不是单纯地降低血压，更侧重于有效预防或延迟脑卒中、心肌梗死、心力衰竭、肾功能不全等并发症发生；有效控制高血压的疾病进程，预防高血压急症、亚急症等重症高血压发生。即使血压已经降至正常范围，对于大多数高血压患者来说，继续服用降压药物仍然是必要的，因

为高血压是一种慢性疾病，通常需要长期管理，血压的暂时正常可能是药物作用的结果，一旦停药，血压可能会再次升高；此外，突然停止使用降压药物可能导致血压迅速反弹，甚至比治疗前更高，这可能增加心脏病和脑卒中的发生风险。因此，是否需要继续服用降压药物，以及何时可以减少或停止药物，应该在医生的指导下进行。医生会根据患者的具体情况和血压控制情况来调整治疗方案。

如何早期发现冠心病

　　老王今年65岁了，10年前他确诊了"三高"（高血压、高血糖、高血脂），但抽烟和爱吃油炸食品的问题总也改不掉。最近，他总是在新闻中看见有人在路边、公交车上、饭桌上突然倒地不起，还来不及送到医院就去世了。老王之前听医生说过，这种猝死很多是由冠心病导致的，"三高"人群得冠心病的风险更高，他不禁紧张起来，便跟女儿商量要去做个体检，重点查一查自己有没有冠心病。那么，在体检中，老王可以进行哪些冠心病的专项检查呢？

 小课堂

1. 什么是冠心病

　　冠心病是冠状动脉粥样硬化性心脏病的简称，这是由于脂类物质堆积沉着在给心脏供血的动脉——冠状动脉的管壁上，引起管腔狭窄或闭塞，导致心肌缺血缺氧或坏死。冠心病会带来心绞痛、心

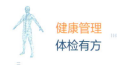

肌梗死、心力衰竭、心律失常以及猝死等一系列问题，已成为威胁我国居民生命健康的第二大"杀手"。

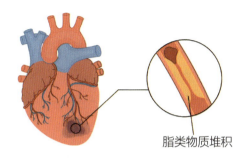

脂类物质堆积

冠心病的形成原理

2. 哪些人需要进行冠心病筛查与评估

具有以下风险因素的人群，建议进行冠心病的筛查与评估，包括：吸烟、超重/肥胖、冠心病家族史、家族性高胆固醇血症、高血压史、糖尿病史、血脂异常史、血栓形成以及肾脏功能不全。此外，老年人和男性患冠心病的风险相对更高。请注意，如果出现了胸痛、心绞痛甚至不明原因的牙痛、恶心呕吐，尤其是在体力活动或情绪激动时发作，请及时到心血管专科医院或急诊就诊。

3. 如何进行冠心病筛查与评估

在健康体检过程中，除完成基本项目，还有一些检查对冠心病的筛查与评估也具有重要意义，具体如下。

（1）实验室检查：C反应蛋白、乳酸脱氢酶、碱性磷酸酶、肌酸激酶、α羟丁酸脱氢酶、糖化血红蛋白、心肌肌钙蛋白 I 或心肌肌钙蛋白 T、肌酸激酶及同工酶、血浆脑利钠肽、凝血功能，评估是否存在血脂异常、糖代谢紊乱等风险因素及是否存在心肌损伤和

凝血功能障碍。

（2）辅助检查：静息心电图、心脏彩超、颈动脉彩超、冠状动脉计算机体层摄影血管造影（CTA），必要时行金标准冠脉造影检查，以评估冠脉是否存在狭窄及心功能情况，辅助冠心病诊断。

在一些没有明显症状的人群中也可以进行平板运动试验，增加心脏负担以激发心肌缺血，但是冠心病急性期、明显心力衰竭、严重心律失常或急性疾病者禁做该项检查。

 知识扩展

什么是冠状动脉 CTA 检查

冠状动脉 CTA 是一种评估心脏冠状动脉情况的无创检查。通过向静脉注射造影剂，然后利用 CT 技术进行扫描，可以形成冠状动脉的三维图像，从而了解冠状动脉血管内有无狭窄的病灶，对存在病变的部位、范围、严重程度以及管壁情况等作出诊断。此外，针对"斑块"这一造成冠心病的"罪魁祸首"，冠状动脉 CTA 可以区分斑块的类型，识别其易损性，并进行危险分层，这对于冠心病的预防和指导后续的管理具有重要意义。相较于金标准冠状动脉造影这一种有创检查，冠状动脉 CTA 更加安全，耗时更短，费用相对低，已成为冠心病筛查和评估的重要检查技术，特别是对于存在较多基础疾病和有创检查禁忌证等的情况，冠状动脉 CTA 就是一个很好的选择。

冠状动脉 CTA 检查前，需要咨询医生是否需要停用某些药物，如服用二甲双胍者需要停药 48 小时等。在检查前一天或当

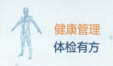
天，注意禁食 4 小时以上，避免饮咖啡、浓茶、酒等可能加快心率的饮料，并仔细听从和遵照医生的指引。

误区解读

冠心病是老年病，年轻人不会得

随着经济和社会的发展，我国心血管疾病患病率处于上升阶段，并且越来越年轻化。动脉粥样硬化是导致冠心病的重要原因，冠心病不再是老年人的"专利"。造成这一现象的原因可能与社会节奏加快、工作压力大、年轻人的生活方式变化大如抽烟、饮酒、熬夜、缺乏运动等有关，也有一部分年轻人本身患有先天性心脏病、血管畸形等。因此无论年龄大小，都应该重视冠心病的预防。

远离脑卒中，要做好哪些检查

张警官今年 40 岁了，是一名长期奋斗在一线的社区民警，平常工作压力很大，一忙起来经常就忘了时间。很多人提醒他要注意身体。前不久，他收到体检通知，通知单上显示，年满 40 周岁可以选择一个心脑血管疾病方面的专项筛查。他想着自己的爷爷曾经就得过脑卒中，不知道选这个专项检查是否符合他的实际需要，具体又该查些什么？

小课堂

1. 什么是脑卒中

脑卒中，俗称"中风"，是一种常见的急性脑血管疾病，由于脑部血管突然破裂或阻塞导致血液不能流入大脑而引起脑组织损伤，通常分为缺血性脑卒中（即脑梗死）和出血性脑卒中（即脑出血、蛛网膜下腔出血等）两大类，并可导致瘫痪、吞咽困难、言语功能障碍、精神和认知障碍等，发病率高、致残率高、死亡率高、经济负担重。因此，早期筛查和评估脑卒中的风险、预防脑卒中的发生十分重要。

2. 哪些人需要进行脑卒中筛查与评估

根据相关指南的建议，40 岁及以上的人群就应该针对脑卒中的风险因素进行筛查和评估，而具有以下风险因素的人群则需要进一步检查和强化管理，包括：吸烟、缺乏运动、肥胖、高血压史、糖代谢异常 / 糖尿病史、血脂异常史、高同型半胱氨酸血症史、心房颤动或其他心脏病史、颈动脉狭窄史、脑卒中家族史等。

3. 如何进行脑卒中筛查与评估

在健康体检过程中，包括血压、空腹血糖、甘油三酯、总胆固醇、低密度脂蛋白胆固醇、高密度脂蛋白胆固醇、心电图等基本项目可以帮助筛查脑卒中的相关风险因素。此外，根据"8 + 2"脑卒中风险评估模型，在有需要的情况下还可进一步进行同型半胱氨酸、颈动脉彩超、动态血压、动态心电图、心脏彩超，以及头颅CT、CT 脑血管成像、头颅 MRI、头颅 MRA 等检查。

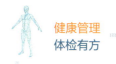

知识扩展

"8 + 2"脑卒中风险评估

"8 + 2"脑卒中风险评估是适用于我国人群的一种简单、便捷的脑卒中风险评估模型，它具体包含哪些内容呢？

"8"是指：①是否有高血压；②是否有血脂异常；③是否有糖尿病；④是否有房颤或瓣膜性心脏病；⑤吸烟史；⑥是否有明显超重或肥胖；⑦是否很少进行体育运动；⑧是否有脑卒中家族史。

"2"是指：①是否发生脑卒中；②是否有过短暂性脑缺血发作（TIA）。

具有 3 项以上危险因素，或发生过脑卒中或短暂性脑缺血发作即可认为是高危人群；具有少于 3 项危险因素，且患有高血压、糖尿病和房颤中的 1 项慢性病时，则为中风险人群；而具有少于 3 项危险因素且无慢性病的人群，则是低风险。但"低风险"并不意味着"万事大吉"，定期检查和保持健康生活方式仍然十分重要。

误区解读

心血管疾病和大脑没什么关系

这种说法是错误的。事实上，"心脑不分家"，心血管疾病与脑卒中有着密切联系。冠心病和脑卒中有着两个共同的基础疾病——高血压和动脉粥样硬化。高血压和动脉粥样硬化会导致我们全身的血管越来越硬、越来越狭窄，附着在血管壁上的脂质斑块有可能随时脱落。而血液是全身流动的，脱落的斑块很有可能停留在

心脏的血管内，也很有可能停留在脑部的血管内，这时就可能引发心肌梗死和脑梗死。因此，不要认为心血管疾病就只会影响心脏，它还会带来其他风险。加强筛查、预防和管理，才能远离心脑血管疾病。

外周血管疾病筛查与评估怎么做

　　王阿姨最近突然右小腿疼痛，本以为是走路多累了，想着休息几日就好了，结果一直没有好转，甚至越来越痛并有些红肿。近日，恰逢单位组织体检，王阿姨在进行外科检查时向医生描述了自己的症状，医生查体后建议她去做个下肢血管彩超检查。王阿姨不禁问道："腿疼不是应该考虑关节或肌肉的问题吗？为什么还要查血管？"医生解释道："您这种腿疼有可能是下肢动脉狭窄，是一种外周血管疾病。"王阿姨顿时紧张起来，连忙请医生再跟她说说还要进行哪些检查。

 小课堂

1. 什么是外周血管疾病

　　外周血管是指人体除心脏血管、脑血管以外的所有血管，包括主动脉及其分支、四肢血管和微血管，这些血管参与体温调节、维持体液平衡和免疫功能等多种生理过程，对我们十分重要。外周血管疾病主要包括动脉性疾病、静脉性疾病。常见的动脉性疾病包括主动脉瘤或夹层、颈动脉狭窄、下肢动脉硬化闭塞症等；常见的静

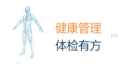
脉性疾病有下肢深静脉血栓、静脉曲张、深／浅静脉炎等。这类疾病大多起病隐秘，病变范围广泛，早期症状不典型，一旦症状明显则已经进入晚期，治疗效果差，致残率高，甚至带来死亡。

2. 哪些人需要进行外周血管疾病筛查与评估

外周动脉疾病的风险因素主要包括高龄、吸烟史、2 型糖尿病史、高血压史、血脂异常史以及外周血管疾病家族史等，而外周静脉疾病的发生主要与肿瘤、手术、长期制动、骨折、妊娠、雌激素使用等有关。动脉性外周血管疾病最常见的症状是疼痛，静脉性外周血管疾病最常见的症状是肿胀。具有这些风险因素和症状的人群应关注外周血管疾病的筛查与评估。

3. 如何进行外周血管疾病筛查与评估

基本体检项目中的体格检查是初步判断或排除外周血管疾病的主要方法，包括对皮肤温度、颜色，有无肿胀、压痛，感觉功能和运动功能的检查。在此基础上，实验室检查（如胆固醇、高密度脂蛋白胆固醇、同型半胱氨酸及炎性因子）、影像学检查 [如血管超声、动脉 CTA、磁共振血管成像（MRA）和数字减影血管造影（DSA）]、脉搏波传导速度、踝肱指数检查对外周血管疾病的评估也具有重要价值。

其中，血管超声是健康体检中最常用的筛查方法，具有无创、简便、可重复、无辐射等优点，超声筛查无法明确的情况下可以进一步进行动脉 CTA 检查或 MRA 检查。DSA 是目前诊断外周血管疾病的金标准，并可以同时进行治疗，一般在专科诊疗时应用。

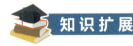 知识扩展

什么是踝肱指数检查

踝肱指数（ABI）指的是一侧肢体的最高踝部压力与最高肱动脉压之比，可以用来评估周围动脉疾病严重程度和下肢血循环情况，在血管健康筛查中有着广泛应用。ABI 检查具有无创、方便、快捷等特点，没有特殊禁忌。检查时和测血压类似，采取仰卧位，将气袖裹在双侧踝部和上臂，然后用多普勒听诊器来测量足背或胫前动脉、胫后动脉以及肱动脉的收缩压，即可得到 ABI 数值。

ABI 的参考值为 1.00 ~ 1.40，测量值在 0.90 ~ 1.00 提示心血管风险的增加，双侧或者单侧 < 0.90 分别提示主动脉狭窄和下肢动脉非对称性狭窄，而双侧 ≥ 1.40 提示血管壁钙化、硬化。

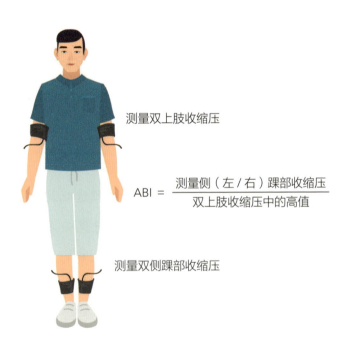

测量双上肢收缩压

$$ABI = \frac{测量侧（左/右）踝部收缩压}{双上肢收缩压中的高值}$$

测量双侧踝部收缩压

踝肱指数检查方式

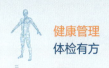
 误区解读

外周血管疾病无症状或症状较轻时没有关系

外周血管疾病是一种高发疾病，常呈进行性发展，许多人都是到了症状明显时才就诊，因此治疗难度相对较大，致残率和致死率都很高。一旦某处的血管出现问题，对全身都会有打击，比如，颈动脉狭窄可能造成脑卒中，下肢缺血可能导致截肢，可以说"病在腿上，险在心脑"。

肢体发冷、发麻、肿胀，行走后下肢疼痛、间歇性跛行，肢体皮肤伤口难以愈合并伴有明显疼痛等都属于外周血管疾病的早期症状，发现这些症状时要及时到医院检查并积极治疗，高危人群也应按时进行相关方面的体检并积极消除致病因素。

如何全面进行 2 型糖尿病筛查与评估

38 岁的小张带着因糖尿病家族病史而产生的忧虑走进了医院的健康管理中心。面对医生，他坦露心声："我的父母都是 2 型糖尿病患者，我担心自己将来也难逃此劫。"他的目光中透露出对糖尿病并发症的恐惧，"我听说如果能够早期发现并好好管理，或许可以避免或者减慢糖尿病的发展。所以，我希望这次体检能好好帮我查查糖尿病的问题。我应该选择哪些项目呢？"

小课堂

1. 哪些人需要进行 2 型糖尿病筛查与评估

对于有高风险因素的个体，包括年龄在 40 岁以上，超重或肥胖，一级亲属有糖尿病史，静坐少动，有高血压、高血脂、动脉粥样硬化性心血管疾病病史，有类固醇类药物使用史，长期接受抗精神病药物或抗抑郁症药物治疗的人群，以及有巨大儿分娩史或有妊娠期糖尿病病史或有多囊卵巢综合征病史的女性等，推荐进行 2 型糖尿病的筛查。此外，如果具有异常增加的饥渴感、频繁尿意、体重无缘无故地下降、疲劳、视力模糊和伤口愈合缓慢等可疑症状表现者，医生通常会建议进行相关的血糖测试，以便及早发现糖尿病。可以根据《中国糖尿病风险评分表》进行风险评估，得分 ≥ 25 分提示得糖尿病的风险较高，需进一步检查。

中国糖尿病风险评分表

评分指标	分值
年龄 / 岁	
20 ~ 24	0
25 ~ 34	4
35 ~ 39	8
40 ~ 44	11
45 ~ 49	12
50 ~ 54	13
55 ~ 59	15
60 ~ 64	16
65 ~ 74	18

续表

评分指标	分值
身体质量指数 / 千克·米²	
＜ 22	0
22 ～ 23.9	1
24 ～ 29.9	3
≥ 30	5
腰围 / 厘米	
男性＜ 75,女性＜ 70	0
男性 75 ～ 79.9,女性 70 ～ 74.9	3
男性 80 ～ 84.9,女性 75 ～ 79.9	5
男性 85 ～ 89.9,女性 80 ～ 84.9	7
男性 90 ～ 94.9,女性 85 ～ 89.9	8
男性≥ 95,女性≥ 90	10
收缩压 / 毫米汞柱	
＜ 110	0
110 ～ 119	1
120 ～ 129	3
130 ～ 139	6
140 ～ 149	7
150 ～ 159	8
≥ 160	10
糖尿病家族史（父母、同胞、子女）	
无	0
有	6
性别	
女性	0
男性	2
	总分：

来源：中华医学会糖尿病学分会 . 中国 2 型糖尿病防治指南（2020 年版）[J]. 中华糖尿病杂志，2021，13（4）：315-409.

2. 如何进行 2 型糖尿病筛查与评估

（1）空腹血糖：这是健康体检最经常检测的血糖指标，也是基本体检项目之一。需要注意的是，空腹血糖反映的是采血瞬间的血糖水平，受许多因素影响，故用于糖尿病诊断时的漏诊率比较高。

【正常参考范围】 空腹血糖 3.9 ~ 6.1mmol/L

（2）餐后 2 小时血糖：2 型糖尿病患者餐后胰岛素分泌峰值延迟，糖利用能力下降，导致餐后血糖持续升高，到 2 小时仍明显增高。因此，餐后 2 小时血糖也应作为 2 型糖尿病筛查及诊断的指标之一。

【正常参考范围】 餐后 2 小时血糖 < 7.8mmol/L

（3）糖化血红蛋白：通常反映了受检者近 2 ~ 3 个月的平均血糖水平。检测无须空腹，结果不受短期生活方式改变、短期血糖波动等影响，不仅有助于诊断糖尿病，同时对糖尿病微血管以及大血管并发症具有独特的预测价值，尤其对于糖尿病控制情况的阶段性评估具有重要意义。

【正常参考范围】 糖化血红蛋白 4.0% ~ 6.0%

体检中糖尿病的筛查方案需要因地制宜灵活选用，比如"空腹血糖 + 餐后 2 小时血糖 + 糖化血红蛋白"的组合筛查最全面，但是需要二次抽血；"空腹血糖 + 糖化血红蛋白"组合可能会遗漏少量以餐后血糖升高为主的患者；"空腹血糖 + 餐后 2 小时血糖"主要反映当次血糖情况，且需二次抽血，但价格便宜。诊断糖尿病不仅仅是一次血糖测试那么简单，它涉及一个综合的评估过程，可以根据实际情况听从专业医生的建议进行选择。此外，还有皮肤糖基化

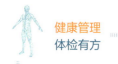

终产物检测等可以用来评估糖尿病及其并发症的患病风险，连续葡萄糖监测系统（CGMS）可以实现持续动态监测，从而获得更全面的血糖变化信息。

 知识扩展

什么是口服葡萄糖耐量试验（OGTT）

OGTT 是一种检测人体对葡萄糖耐受能力的试验。正常人在口服一定量的葡萄糖后，血糖浓度可一过性升高，但在 2 小时内血糖浓度会恢复正常。因此，在口服一定量的葡萄糖后，定时测定血糖，观察血糖水平的变化，有助于医生了解受检者的糖代谢情况，是糖尿病或糖尿病前期诊断的金标准。检查方法通常包括以下几步：

（1）受检者测试前一晚禁食至少 8 小时，停用胰岛素、肾上腺皮质激素等药物，不吸烟，不喝咖啡和茶。

（2）清晨空腹采血 2 毫升，检测空腹血糖水平。

（3）取葡萄糖 75 克（儿童每千克体重 1.75 克），溶于 250～300 毫升温水中于 5 分钟内服下。

（4）口服后隔 0.5 小时、1 小时、2 小时及 3 小时各抽 1 份血送检。

 误区解读

体检时检查空腹血糖正常，就能排除糖尿病了

这种说法是错误的。只检测空腹血糖这一个项目，即便结果正常，也并不能排除糖尿病。一方面，空腹血糖的检测受到许多因素

的影响，如空腹时间太长、节食等，都可能造成检测血糖偏低。另一方面，2 型糖尿病的诊断不能仅依赖于空腹血糖的测量结果，不少 2 型糖尿病患者空腹血糖不高，餐后血糖却很高，如果只查空腹血糖，往往会漏诊。有研究表明，单纯空腹血糖异常仅能检测出 40% 的糖尿病患者；单纯餐后 2 小时血糖异常仅能检测出 31% 的糖尿病患者。因此两者同时检测，可以提高早期糖尿病的检出率。

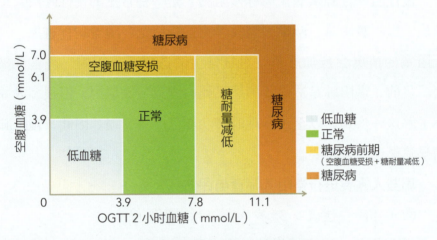

糖尿病和糖尿病前期的判断标准

警惕"沉默的杀手"，早期识别慢性阻塞性肺疾病

李大爷今年 65 岁，是个有着 40 年烟龄的老烟民。最近，他发现自己上楼梯时容易气喘，走快一点就感觉呼吸困难。他的女儿担心他患上了呼吸系统疾病，便带他来到医院进行健康体检。在医生的问诊中，李大爷坦言："我抽了一辈子烟，现

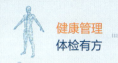
在咳嗽、气短，心里真有点害怕。"面对李大爷的担忧，医生决定为他进行一系列慢性阻塞性肺疾病风险筛查，具体应该怎么做呢？

 小课堂

1. 什么是慢性阻塞性肺疾病

慢性阻塞性肺疾病（简称慢阻肺）是一种常见的慢性呼吸系统疾病，以呼吸困难、咳嗽、咳痰等为主要特征。随着病程进展，气流阻塞的情况会愈加严重，对日常生活造成严重影响，危害性极大。目前，慢阻肺是造成我国居民死亡的第三大原因，但很多人并不了解这一疾病，以至于发现时肺功能已严重受损。因此，慢阻肺的早筛早诊十分重要。

2. 哪些人需要进行慢阻肺筛查与评估

（1）年龄：建议 ≥ 35 岁人群进行慢阻肺筛查。

（2）症状：当出现慢性咳嗽咳痰、喘憋、活动后气短等任何一种症状，或反复下呼吸道感染（如支气管炎、肺炎、支气管扩张等），应及时行慢阻肺筛查。

（3）危险因素：长期吸烟或长期被动吸烟的人，尤其是那些吸烟包年数大于 20 的"老烟民"；长期暴露于室内空气污染（如使用柴草、煤火燃料烹饪和取暖）或职业暴露于粉尘、化学物质的人员，以及家族中有慢阻肺患者的人员，建议定期进行慢阻肺筛查。

健康小贴士：吸烟包年＝每天吸烟的包数 × 吸烟年数，如李大爷平均每天抽半包烟（10 支），已经抽了 40 年，他的吸烟包年数即为 0.5×40 = 20 包年。

3. 如何进行慢阻肺筛查与评估

（1）问卷初筛：是一种经济、便捷的初筛方法。通过问卷可以帮助快速识别慢阻肺的高危人群，从而决定是否需要进一步检查。这些问卷通常不太复杂，3~5分钟即可完成，可以作为慢阻肺筛查的第一步。

如何早期识别
慢阻肺

（2）肺功能检查：肺功能是评价呼吸道通畅程度和气体交换能力的一项检查，是筛查和诊断慢阻肺的金标准，并有助于对慢阻肺的严重程度进行分级。检查时，需要受检者遵循操作医生的指令，尽力地完成几轮吸气或者呼气，医生通过相应的指标判定受检者是否患有慢阻肺以及慢阻肺的病情严重程度等。但有时候造成肺功能受损的疾病也不一定就是慢阻肺，还有可能是肺癌、支气管扩张等其他疾病，所以医生还会要求完成一些必要的影像学检查，比如 X 线胸片或胸部 CT，这对于明确疾病诊断也是非常必要的。

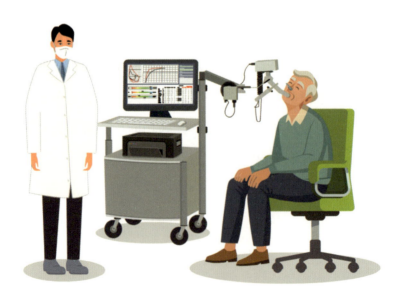

肺功能检查

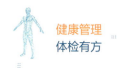

 知识扩展

肺功能检查的众多指标代表什么意思

肺功能检查是慢性呼吸系统疾病早期筛查、评估、诊断及随访的关键技术。不过肺功能检查中的相应指标也让人"眼花缭乱"。以下几个指标最为常见，对于判断是否存在阻塞性通气障碍具有重要意义，让我们一起了解一下。

（1）用力肺活量（FVC）：是指尽最大可能吸气后，尽力尽快呼气所能呼出的最大气体量。

（2）第1秒用力呼容积（FEV_1）：是指最大吸气后用力呼气，第一秒内呼出的气体的容量。这个指标可以用来反映气道的阻塞程度。

（3）一秒率（FEV_1/FVC）：即一秒用力呼气量与用力肺活量的比值，是反映呼吸道有无阻力的重要指标。

$FEV_1/FVC < 70\%$ 提示存在气流受限可能，比值越低意味着气流受限程度越严重。请注意，肺功能检查结果异常但是尚未达到疾病诊断标准并不意味着不存在呼吸功能受限，很有可能是疾病前期的表现，对此也要加以重视。而解读肺功能检查报告是一项非常专业的工作，需要由具有相应资质的专科医生进行。

误区解读

咳嗽和气短是正常衰老的表现，不需要特别关注

这种说法是错误的。很多人认为老年人的咳嗽和气短仅仅是衰老的自然现象，无需特别关注。然而，这种想法可能掩盖了慢阻肺等严重呼吸系统疾病的早期迹象。随着年龄增长，肺部确实会有一定程度的功能下降，但持续的咳嗽和气短并非老化的必然结果，忽视这些症状可能延误疾病诊断和治疗，等到意识到时肺功能已严重下降。因此，老年人应重视这些症状，及时进行医学检查，尤其是有吸烟史或长期暴露于污染环境中的人群。早期诊断和干预对于控制病情和改善生活质量至关重要。

慢性肾脏病筛查评估知多少

李女士在 3 年前体检时确诊了 2 型糖尿病，听说糖尿病有许多并发症，其中就包括糖尿病肾病。它是慢性肾脏病的一种，如果不断进展，还会引发肾功能衰竭。李女士非常焦虑，不知道自己是否会患上这种疾病。今年体检，她想问问医生针对这个问题该做些什么检查才好。

 小课堂

1. 什么是慢性肾脏病

慢性肾脏病是指各种原因引起的肾脏结构和功能障碍持续超过

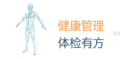

3 个月。慢性肾脏病早期非常隐匿，很多人可能有很长一段时间会处于没有症状的状态，而当症状显露时再进行干预治疗，发生并发症和进展至终末期肾病的风险将大大增加，最终需要接受血液透析、腹膜透析或肾脏移植才能维持生命。因此，进行肾脏疾病的早期识别极为重要。

2. 哪些人需要进行慢性肾脏病筛查与评估

无论有无危险因素，所有成人体检时都建议进行慢性肾脏病的筛查。对于高风险人群，如肾脏病家族史、糖尿病、高血压、心血管疾病、高尿酸血症、高龄（＞65 岁）、肥胖，以及罹患可能继发慢性肾脏病的疾病（如系统性红斑狼疮、乙型病毒性肝炎）、长期服用可能造成肾损害的药物、有急性肾损伤病史等，则应根据需要增加体检项目和（或）检查频率。

3. 如何进行慢性肾脏病筛查与评估

基础检查中的尿常规，抽血中的肾功能（包括血肌酐、尿素氮）检查以及肾脏彩超对慢性肾脏病筛查与评估具有重要意义，建议所有人在每年体检中进行。具有相关危险因素的人，还建议进行尿白蛋白 / 肌酐比值（UACR）的检查，这也是通过尿液检测完成的。此外，还应估算肾小球滤过率（eGFR）以进行评估和危险分层。肾小球滤过率越低、尿白蛋白 / 肌酐比值越高，说明慢性肾脏病患者发生心血管事件、肾衰竭甚至死亡的风险越高。

肾小球滤过率目前主要根据慢性肾脏病流行病学协作（CKD-EPI）公式，利用血肌酐值进行估算。但对于高龄、营养不良、肌肉含量低及肝功能障碍者，这个值可能不够准确，建议再增加胱抑素 C 检测与血肌酐一起进行计算。

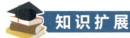 知识扩展

怎样估算肾小球滤过率

肾小球滤过率是反映肾功能的重要指标，有助于监测慢性肾脏病的进展。但实际测定肾小球滤过率耗时且烦琐，所以常用公式进行计算，这个数值就是估算肾小球滤过率。带入年龄、性别、血肌酐、胱抑素 C（若有）这几个主要指标就可以得出肾小球滤过率。一般来说，肾小球滤过率 < 60mL/（min·1.73m²）提示肾功能明显下降，可能存在慢性肾脏病。

需要注意的是，血肌酐浓度与多种外在因素有关，比如身体肌肉含量、剧烈运动、大量摄入肉类、某些药物、严重的慢性病、感染、高热等，这时根据血肌酐计算的肾小球滤过率就不太准确，需要考虑别的方法。此外，肾脏的代偿能力十分强大，只有肾脏损伤的程度占到了整个肾功能一半以上时，才会引起血肌酐的升高。因此，血肌酐不能反映早期以及轻度的肾功能下降。另外，血肌酐也不能反映单侧肾脏功能的异常。所以，还需要结合肾脏彩超以及尿常规、尿白蛋白 / 肌酐比值等检查来综合判断是否存在肾病。

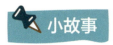 小故事　**关于慢性肾脏病的历史**

19 世纪英国伦敦盖伊医院的理查德·布莱特医生是公认的肾脏病研究先驱，也是现代临床肾脏病学之父。他从 1820 年起开始关注蛋白尿和水肿的病例，通过检查尿白蛋白和肾脏的解剖结构，首次鉴定出了患有肾小球肾炎引起的肾病综合征。为此，这种肾脏

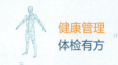
病被称作"布莱特病"。重要的是，这将肾病患者和心脏病患者区分开来，这种区分为后来人们关注和检查肾病患者的临床特征奠定了基础。不久之后，研究者们发现了尿素和肌酐水平是评价肾功能的指标。

肺癌筛查与评估怎么做

老张今年 55 岁，尽管他身体一直很健康，但家里有两位亲戚都患过肺癌，这让他对肺癌的担忧与日俱增，决定在年度体检中增加肺癌筛查项目。通过咨询医生和详细了解相关信息后，他选择了低剂量螺旋 CT 作为筛查手段。结果显示，他的肺部有一枚直径 4 毫米的磨玻璃结节，尽管医生已经建议定期观察，但老张仍然有些担心。

 小课堂

1. 哪些人需要进行肺癌筛查与评估

肺癌是全球范围内最常见且致死率最高的癌症之一，早期诊断和治疗是提高生存率的关键。然而，肺癌早期通常没有明显症状，很多患者被确诊时已经处于晚期。因此，针对高风险人群进行早期筛查显得尤为重要。肺癌筛查主要面向高风险群体，包括：年龄在 50～80 岁；有长期吸烟史（20 包年及以上），目前仍在吸烟或戒烟时间不超过 15 年；有肺癌家族史或暴露于职业性致癌物（如石棉、铀等）。

2. 如何进行肺癌筛查与评估

低剂量螺旋 CT 是目前推荐的主要肺癌筛查手段，它可以利用相对低剂量的 X 射线扫描肺部，生成高分辨率的图像，有助于医生发现小的结节或其他异常。这种技术比传统的 X 射线胸片更敏感，能够提前发现肺部问题，适用于高风险人群的筛查。研究显示，相比于 X 射线胸片，采用低剂量螺旋 CT 进行筛查可以将因肺癌死亡的相关风险降低 20%。

肿瘤标志物是一种特定的生物标记物质，通过血液检测来评估体内是否存在肿瘤活动。常见的与肺癌相关的肿瘤标志物包括癌胚抗原（CEA）、神经元特异性烯醇化酶（NSE）、细胞角质蛋白 19 片段抗原 21-1（CYFRA21-1）、胃泌素释放肽前体（Pro-GRP）、鳞状细胞癌抗原（SCCA）以及肺癌相关自身抗体等。

在肺癌筛查中，虽然肿瘤标志物不是单一的确诊工具，但可以作为低剂量螺旋 CT 扫描的补充，可帮助医生更全面地评估肺部健康状态。

 知识扩展

1. 低剂量螺旋 CT 检查结果的假阳性

肺结节的良恶性鉴别目前仍然是医学领域的重点和难点。低剂量螺旋 CT 筛查虽然敏感度高，但也可能出现假阳性结果，即显示有结节但实际上并不是癌症。这种情况下，医生通常会建议随访观察，定期复查以确认结节的变化情况。其实，大多数肺结节是良性的，不必过于担心。了解筛查的过程和可能的结果，做好心理准备

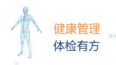
非常重要。无论结果如何，及时与医生沟通，遵循医生的建议，是最好的应对方式。

2. 肺癌筛查的频率

对于高风险人群，建议每年进行一次低剂量螺旋 CT 筛查。如果筛查结果正常，继续保持每年一次的筛查频率即可。如果发现肺结节，医生会对结节进行风险评估，为良性或惰性的结节，根据医生提供的方案进行随访即可；而对于高度可疑的恶性结节，则需遵照医嘱进行复查或进一步检查，如正电子发射计算机体层成像（PET-CT）、活检等。

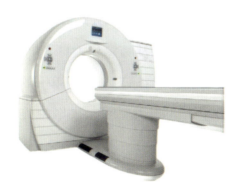

低剂量螺旋 CT 设备

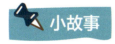 **小故事** 伦琴与 X 射线

在德国的一个寒冷冬日，有位名叫威廉·伦琴的物理学家在维尔茨堡大学实验室里进行实验。他对阴极射线管充满好奇，每次调整管子都像是在探险。有一天，他发现了一种奇怪的现象：管子发出一种能透过物体的光。伦琴睁大眼睛，试了试将不同的物体放在

管子前面。不管是厚纸、木头，甚至是他自己的手，这种光都能穿透过去，显现在荧光屏上。

"这是什么？"他心中充满了疑惑，决定进行深入研究。

经过夜以继日的实验，伦琴最终确认了这种特殊的辐射，并命名为"X射线"。这种发现迅速传遍了世界各地，科学家们纷纷致电祝贺他的成就。X射线不仅在医学上有广泛的应用，还为科学界带来了新的研究领域。

伦琴的发现改变了医学诊断的面貌，使得医生们可以透过皮肤看到骨骼内部的情况，帮助患者得到更快的治疗。他因此荣获了诺贝尔物理学奖，成为全球物理学界的一面旗帜。

消化道肿瘤筛查与评估怎么做

李大爷今年70岁，有着近50年的烟龄和酒龄。最近，他感到饭后肚子不舒服，时常有反酸的现象。家人担心他可能患上了消化道疾病，加之退休后就没有进行过系统全面的健康体检，便带他来到医院。在问诊过程中，李大爷提到："最近我总觉得胃不舒服，吃东西也没有以前那么香，人还瘦了不少，我担心是不是有什么大问题。"针对李大爷的情况，医生建议他进行消化道肿瘤的筛查与评估，具体应该怎么做呢？

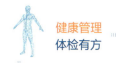
 小课堂

1. 什么是消化道肿瘤

消化道肿瘤是指发生在消化道的恶性肿瘤，包括食管癌、胃癌、结直肠癌等。消化道肿瘤的形成与多种因素相关，包括饮食习惯、遗传因素、慢性炎症、环境因素等，早期筛查十分重要。

2. 哪些人需要进行消化道肿瘤筛查与评估

（1）家族史：有家族成员患有消化道肿瘤（如食管癌、胃癌、结直肠癌等）的人群，具有较高的遗传风险，建议定期筛查。

（2）年龄因素：消化道肿瘤的发病率随年龄增长而升高，尤其是 50 岁以上人群，发病风险显著增加。

（3）慢性消化系统疾病：患有胃炎、胃溃疡、慢性肠炎、巴雷特食管等慢性消化系统疾病的人群，由于长期炎症刺激，患消化道肿瘤的风险较高，需定期监测。

（4）不健康的生活习惯：长期吸烟、饮酒、高脂饮食、食用腌制和烟熏食品的人群，消化道肿瘤的风险也会增加。

（5）其他风险因素：如幽门螺杆菌感染、长期服用某些药物（如非甾体抗炎药）、肥胖等，也是消化道肿瘤的危险因素。

具有以上风险因素的人群，需要注重消化道肿瘤的筛查与评估。

3. 如何进行消化道肿瘤筛查与评估

（1）粪便潜血试验：对于结直肠癌，粪便潜血试验是常用的初步筛查工具。它可以检测粪便中是否存在隐血，从而提示肠道可能存在病变。

（2）血液检测：一些消化道肿瘤可能通过特定的血液标志物

检测出，如癌胚抗原用于筛查结直肠癌等。然而，这些血液标志物的特异性和敏感性有限，常作为辅助诊断工具。

（3）消化道内镜检查：内镜检查是消化道肿瘤筛查中最直接、最有效的方法。胃镜、肠镜可以直观观察食管、胃、结直肠的内壁，发现早期病变，并可进行活检以确诊。此外，还有专门用于肝胆胰疾病的内镜逆行胰胆管造影等检查方法。

 知 识 扩 展 ////

幽门螺杆菌感染与胃癌

幽门螺杆菌是一种呈螺旋形的细菌，主要寄生在胃及十二指肠内，主要通过口－口传播（如共用餐具、共同饮食等）和粪－口传播（如不清洁的水源）。世界范围内约有 50% 的人口感染幽门螺杆菌。

幽门螺杆菌与
胃疾病

长期的幽门螺杆菌感染会引起慢性胃炎、消化性溃疡等疾病。如果感染持续存在，胃黏膜会经历一系列的病理变化，如炎症、萎缩、肠化生、异型增生，最终可能发展为胃癌。请注意，并不是所有感染幽门螺杆菌的人都会得胃癌，只是增加了患病的风险。

幽门螺杆菌常见的检测方法包括 $^{13}C/^{14}C$ 尿素呼气试验、胃镜下活检、血清学检测等。一旦确诊感染，通常需要采用联合用药的方法进行治疗，一般包括质子泵抑制剂、铋剂和两种抗生素，疗程约 10 ~ 14 天。

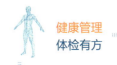
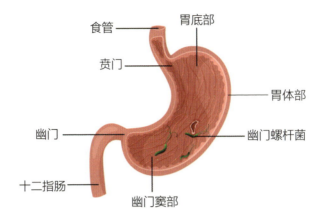

胃部结构与幽门螺杆菌感染

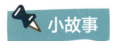 **消化道内镜的发明与演变史**

消化道内镜是现代医学中的重要工具，其发明与演变历程充满了创新与突破。

（1）早期尝试：早在19世纪，德国医生菲利普·博齐尼发明了最早的内窥镜，通过镜子将光线照射到体内，但由于技术限制，该装置在当时未能广泛应用。

（2）现代内镜的诞生：20世纪50年代，柔性纤维内镜的发明使得消化道内镜检查成为可能。1961年，日本医生南川敦雄发明了柔性光纤胃镜，它使得检查过程更为舒适，观察消化道内部更加清晰，这也是现代胃镜的雏形。

（3）视频内镜与高清内镜：随着电子技术的发展，20世纪70年代诞生了视频内镜，将图像传输到显示器上，使医生可以更精确地观察病变。进入21世纪，高清内镜和染色内镜技术进一步提高了内镜检查的分辨率和诊断准确性。

（4）胶囊内镜与人工智能：近年来，胶囊内镜技术的出现为小肠等难以到达部位的检查提供了新的手段。患者只需吞下一颗胶囊大小的设备，便可拍摄消化道内的图像。

（5）未来发展方向：消化道内镜技术仍在不断进步，未来可能会看到更多的微创治疗手段与内镜技术的结合，如纳米机器人、智能药物递送系统等，进一步提高诊疗效果，减少患者痛苦。

乳腺癌筛查与评估怎么做

小美今年40岁了，她的妈妈因为乳腺癌在前几年去世了，这让她更加重视自己的健康问题，尤其是乳腺健康。这两天，小美洗澡时无意中摸到自己乳房似乎有个"肿块"，虽然这几年体检都表明她没有乳腺方面的问题，但她十分担心。通过搜索相关信息，小美看到关于乳腺癌的健康体检项目有很多，她不知道自己这种情况应该选择哪些呢？

 小课堂 ●●●●●●●●●●●●●●●●●●●

1. 哪些人需要进行乳腺癌筛查与评估

乳腺癌是女性常见的恶性肿瘤，其发病率和死亡率均位列女性恶性肿瘤首列，早期发现并进行及时有效的治疗是降低乳腺癌死亡率的有效措施。因此，女性朋友们应该重视和积极参与乳腺癌的筛查。

一般而言，建议女性从40岁开始进行乳腺癌筛查。而高风险

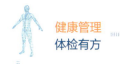
人群则需要从更年轻的时候就开始进行筛查，具体可以听从医生的建议。

2. 如何进行乳腺癌筛查与评估

乳腺癌风险筛查应从自主检查开始，逐步过渡到医院检查，从初步筛查到精准筛查，由无创到有创。在健康体检过程中，除基本检查项目中的外科乳腺触诊外，可选择以下项目。

乳腺癌筛查与
评估怎么做

（1）乳腺彩超检查：是乳腺癌筛查中使用最广泛的影像学技术之一，适用于各年龄段女性和乳腺组织较致密者。在传统超声检查基础上，有些医院还配备了自动化乳腺彩超成像系统，它使用了一个更大的弧形探头，可以多维度、均匀地对整个乳房进行检查，并自动进行三维成像，从而更全面地反映乳腺问题，并减少对操作者技术水平的依赖。

（2）乳腺 X 线检查：也就是我们常说的"乳腺钼靶检查"，它是利用 X 射线对乳房进行拍摄，检查乳腺是否存在异常钙化、结节等病变。它的辐射剂量较低，但正常情况下短时间内无需反复检查。

（3）乳腺 MRI 检查：利用磁共振技术对乳腺进行高清晰度的三维成像，具有分辨能力强、无辐射的特点，能够呈现出更详细的乳腺解剖信息，可以作为对经超声和 X 线检查发现的疑似病例的补充检查手段。

（4）空芯针穿刺活检：当上述无创检查发现乳腺可疑病变时，需要进一步在超声引导下行空芯针穿刺活检以明确病理。病理检查是乳腺癌诊断的金标准，但属于有创检查，通常在专科进行。

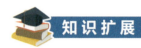

哪些人属于乳腺癌高危人群

前文提到，女性朋友应该从 40 岁开始进行乳腺癌筛查，而高风险人群需要适当提前。哪些人群属于高危人群呢？

（1）一级亲属（母亲、女儿、姐妹）中有人曾患有乳腺癌或卵巢癌；

（2）二级亲属（姑、姨、祖母、外祖母等）中有 2 个人及以上在 50 岁之前患上乳腺癌或卵巢癌；

（3）已知一级亲属或自己携带有乳腺癌易感基因，如 *BRCA1/2*；

（4）30 岁前接受过放疗，尤其是胸部放疗的人；

（5）既往患有乳腺导管或小叶不典型增生或小叶原位癌的人；

（6）经多因素综合评估模型（包括年龄、种族、初潮年龄、初产年龄、个人乳腺疾病史、乳腺癌家族史和乳腺活检次数等因子）确定为高风险的人。

对于一般风险人群，除日常自我检查外，可以在每年体检时进行 1 次彩超检查，每 1~2 年进行 1 次乳腺 X 线检查。对于高风险人群，除提前起始筛查年龄外，还需调整检查频率和方式：每年进行 1 次乳腺 X 线检查，每 6~12 个月进行 1 次乳腺彩超检查及乳腺体检，必要时还需补充乳腺 MRI 检查。

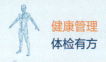
 误区解读

男性不会得乳腺癌

这种说法是错误的。乳腺癌并不是女性的"专利"，男性同样拥有乳房，因此也存在患乳腺癌的风险。男性乳腺癌的发病率虽低于女性，但每年仍有一定数量的男性被确诊。男性乳腺癌的症状可能包括乳房肿块、乳头回缩、出血等。因此，若出现乳房不适、异常肿块等情况应及时就医。同时，保持健康生活方式，避免长期接触有害物质，也有助于降低乳腺癌的患病风险。

宫颈癌筛查与评估怎么做

李女士今年39岁了，以往从未进行过宫颈癌筛查，近期出现同房后出血，她感到十分困扰且害怕，于是打算做个全面的检查。但是听说宫颈癌筛查这个检查有点不太舒服，她便想要放弃。她的闺蜜王医生听说这个情况，忙进行了解释和劝说，让她一定要重视宫颈癌的筛查与评估。

 小课堂

1. 哪些人需要进行宫颈癌筛查与评估

宫颈癌是女性生殖系统最常见的恶性肿瘤。虽然听起来可怕，但它是所有癌症中病因明确且可以实现预防的。因此，宫颈癌的早期筛查显得尤为重要。一般情况下，建议25岁及以上且有性生活

史的女性都要开始进行相应检查，而高风险人群，如存在多性伴史、过早性生活史、感染人类免疫缺陷病毒（HIV），以及吸烟等高危因素，建议提早起始筛查年龄并缩短筛查间隔。而出现异常阴道出血、阴道排液、性交后出血等症状时，应及时就诊。

2. 如何进行宫颈癌筛查与评估

基本体检项目中的妇科检查可以帮助医生初步检查宫颈以及宫旁等组织是否存在异常情况。此外，以下检查也十分重要。

（1）宫颈脱落细胞检查。

1）液基薄层细胞学检查（TCT）：使用特制刷子刷取宫颈部位的脱落细胞，放入有细胞保存液的瓶子中，再进行显微镜观察，看是否存在异常形态的细胞。

2）人乳头瘤病毒（HPV）检测：HPV是导致宫颈癌的"罪魁祸首"，又分为高危型和低危型，而高危型HPV，包括HPV16、18、31、33、35、39、45、51、52、56、58、59、68、73型等持续感染与宫颈癌发生发展密切相关，尤其是16和18型。HPV检测就是查出是否存在感染，检查时一般使用专用的采样器采取宫颈脱落细胞进行检查。

（2）阴道镜检查：对于TCT和HPV检查结果异常者，必要时还应该进行阴道镜检查。阴道镜将阴道和宫颈放大10～40倍，借助醋酸或碘试验定位病灶，进行精准活检，并根据病理结果决定定期随访或进一步治疗。

知识扩展

TCT 都查些什么

TCT 是通过采集宫颈表面的脱落细胞，进行显微镜下的观察和分析，以评估宫颈细胞的形态和变化，从而初步判断宫颈是否存在病变或癌变的风险。

TCT 的结果可分为：未见上皮内病变或恶性病变、无明确意义的非典型鳞状细胞、不能排除高级别鳞状上皮内病变的不典型鳞状上皮细胞、低级别鳞状上皮内病变、高级别鳞状上皮内病变、非典型腺细胞、鳞状上皮癌等。

当 TCT 结果出现异常时，并不等于宫颈已有癌变或癌前病变，需结合 HPV 检查结果、既往病史以及临床症状，必要时进行阴道镜检查，确诊则需要阴道镜活检的宫颈病理结果。

 误区解读

1. HPV 感染一定会发展为宫颈癌

这种说法不完全正确。高危型 HPV 持续感染是宫颈癌的主要致病因素，但并非所有 HPV 感染者都会发展为宫颈癌。80% 以上的女性一生中至少有过一次 HPV 感染，但是大约 90% 的感染可在 6～24 个月内被机体清除，10% 的感染者可发展为宫颈病变，最终大约只有 1% 的患者发展为宫颈癌。因此，感染 HPV 并不等于患上宫颈癌，但保持警惕并定期进行宫颈癌筛查是必要的。

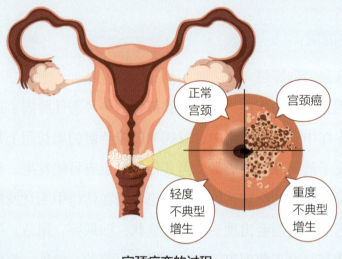

宫颈病变的过程

正常宫颈

宫颈癌

轻度不典型增生

重度不典型增生

2. 宫颈癌筛查可以替代妇科检查

这个说法是错误的。宫颈癌筛查和妇科检查是两个不同的概念。宫颈癌筛查主要是针对宫颈病变的检查，而妇科检查涵盖了女性生殖系统的全面检查，包括阴道、子宫、卵巢等。因此，宫颈癌筛查不能替代妇科检查，女性应同时进行这两项检查来保障健康。

前列腺癌筛查与评估怎么做

李大爷60岁了，他今年参加单位组织的退休职工健康体检时，发现有一个叫作"PSA"的指标异常，医生告诉他这个指标与前列腺有关。在医生的建议下，李大爷进行了前列腺MRI，结果显示前列腺左后叶有小结节。李大爷有些紧张，接下来他该怎么办呢？

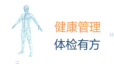

1. 什么是前列腺癌

前列腺癌是发生在男性前列腺部位的一种恶性肿瘤。这种癌症主要发生在中老年男性当中，发病率随着年龄的增长而上升。前列腺癌好发于前列腺的外周带，但其他部位也有可能发生，且早期阶段往往没有明显的症状，因此很多患者是在体检中无意发现的。随着病情进展，可能会出现一系列的症状，如尿频、尿急、排尿困难等，这些都是由于前列腺肿瘤压迫尿道引起的。此外，前列腺癌还可能侵犯周围的组织和器官，导致血尿、疼痛等症状的出现。

2. 哪些人需要进行前列腺癌筛查与评估

前列腺癌风险筛查是早期发现前列腺癌的重要手段，尤其是前列腺癌高风险人群应定期进行筛查。前列腺癌高风险人群包括：年龄 ≥ 60 岁，或年龄 ≥ 45 岁且有前列腺癌家族史，携带 *BRCA2* 基因突变且年龄 ≥ 40 岁。

3. 如何进行前列腺癌筛查与评估

前列腺癌筛查方法主要有以下几种。

（1）血清前列腺特异性抗原（PSA）检测是最常用于前列腺癌筛查的方法，通过抽血即可实现。PSA 是由前列腺细胞产生的蛋白质，前列腺癌患者的 PSA 水平通常会升高。同时需要注意的是，PSA 升高也可能由前列腺炎、前列腺增生或前列腺结石引起，因此需结合其他检查进行综合评估。

（2）直肠指检也是常用的前列腺癌筛查方法。在健康体检中的外科检查环节，医生通过手指触摸前列腺，可以检查其大小、形

状和硬度，从而发现异常病变。

（3）影像学检查在前列腺癌筛查中也发挥着重要作用。其中，经腹前列腺彩超检查在健康体检中应用较为广泛。在此基础上，经直肠前列腺彩超、MRI 等技术可以更清晰地显示前列腺的内部结构，帮助医生发现潜在的肿瘤。

如果筛查结果显示存在前列腺癌风险，医生可能会建议患者进行前列腺穿刺活检。这是一种通过取出前列腺组织样本进行病理学检查的方法，可以确诊是否患有前列腺癌。

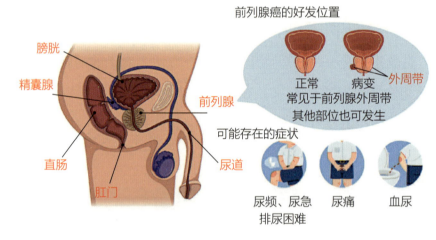

前列腺癌好发位置及可能症状

 知识扩展

前列腺直肠指检如何操作

直肠指检是前列腺癌筛查的一种常用检查方法，用于评估前列腺的健康状况以及是否存在异常。以下是直肠指检的操作步骤。

（1）检查前准备：受检者需要事先排空膀胱，并保持肠道清洁；

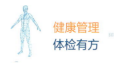
医生佩戴手套，并在食指上涂抹充分的润滑剂，如石蜡油或水溶性润滑剂。

（2）受检者体位：受检者通常会被要求采取胸膝位（也称为膝胸卧位），即趴伏在床上，臀部抬起，或者可以采取侧卧位，以便医生能够更容易地进行检查。

（3）肛门放松：医生会轻轻按摩受检者的肛门周围，让其肛门括约肌放松。

（4）直肠指检：医生将涂有润滑剂的食指缓慢插入直肠。通过直肠壁触摸前列腺，仔细检查前列腺的大小、形状、质地（硬度）、是否有结节、中央沟的深度以及是否存在压痛等症状。

直肠指检是一种简单而重要的检查方法，对于前列腺癌的早期发现和诊断具有重要意义。在进行检查时，受检者应积极配合医生，遵循医生的指导，以保障检查的准确性和有效性。

 误区解读

1. PSA 升高就是患上了前列腺癌

这种说法不完全正确。引起 PSA 升高的因素有多种，除前列腺癌以外，也可能由前列腺发炎或增生引起，需结合其他检查确诊，如影像学检查和前列腺穿刺活检术。其中，前列腺穿刺活检术被称为前列腺癌诊断的金标准。

2. 前列腺癌只有老年男性才会得

这种说法是错误的。年轻男性如存在高危因素时如有前列腺癌家族史、携带 *BRCA2* 基因突变等也应接受早期筛查。正确认识前

列腺癌风险筛查的误区，对于早期发现、及时治疗至关重要。

重视眼科检查，守护"心灵的窗户"

　　小李今年 31 岁，是一名办公室白领，上班时总在电脑前办公，下班了也离不开手机，眼睛越来越累，不仅时常觉得眼部干涩，有时还有些胀痛。小李上学的时候还戴着厚厚的眼镜，不过一毕业就做了近视手术。他听说，做过近视手术的人更需要注意定期检查。又到单位组织健康体检的日子了，他决定好好检查一下眼睛。那健康体检中的眼科检查都包括哪些项目呢？

 小课堂

眼科检查项目一般有哪些

　　眼睛是"心灵的窗户"，健康体检中的眼科检查是守护眼睛健康的重要环节。眼科疾病，如青光眼、白内障等通常不易察觉，等到症状明显时则为时已晚，轻则影响生活，重则导致失明。因此，在健康体检中，眼科检查不能跳过。眼科检查通常包含着几种不同的项目，它们各有价值和意义。

　　（1）视力检查：视力检查是眼科检查的第一步，主要反映视功能情况。受检者距视力表 5 米，不戴眼镜所测得的视力称为裸眼视力，配镜矫正后的视力称为矫正视力。通常矫正视力 ≥ 1.0 认为是正常视力。

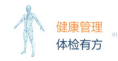

（2）色觉检查：色觉检查，或称辨色力检查，用于评估人的眼睛对不同颜色的感知能力。它是通过阅读色觉检查图进行的，就是俗称的"色盲本"。当这些图片难以辨识或辨识错误时，提示存在色觉障碍，即色盲或色弱。色觉检查在升学、择业、服兵役体检中通常属于要求检查项目。

（3）眼压检查：眼压是指眼内容物对眼球壁的压力，是眼健康的重要指标之一。正常眼压下，用手触碰眼球是富有弹性的，而眼压升高时，用手指触按眼球好似打足气的球或硬得像石头一样。不过，眼压测量不能用手去触碰，而是通过一小股柔和的气流喷射到眼球表面，根据返回的压力值进行计算，正常眼压范围为10～21毫米汞柱。异常眼压值提示了青光眼或其他眼病的风险。

（4）裂隙灯显微镜检查：很多人有过这样的眼科检查经验：坐在一台机器前，下巴放在托架上，额头贴近前方，睁大双眼，医生扭亮光源，通过机器上的小镜头进行检查，这就是裂隙灯显微镜检查。它可以让医生在光照下放大眼部前段的结构来发现眼部病变，如眼睑、结膜、巩膜、角膜、前房、虹膜、瞳孔、晶状体及前1/3的玻璃体的状态，以判断是否存在结构异常或急慢性疾病。

（5）眼底检查：眼底检查是指对玻璃体、视网膜、脉络膜及视神经的检查。检查方法有直接检眼镜、间接检眼镜、裂隙灯下三面镜及前置镜检查。眼底检查需在暗室中进行，对于屈光介质透明且配合度良好的受检者，小瞳下可检查眼底后极部。眼底照相、光学相干断层扫描（OCT）等眼底检查设备可留取图像，对于眼病的诊断和长期随访很有价值。

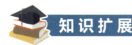 知识扩展

了解眼的结构

　　眼是心灵的窗户，也是我们重要的视觉器官。眼由眼附属器、眼球、视路和视中枢组成，而眼球又由眼球壁和眼内容物构成。从外观看，眼球分为"眼黑"（透明的角膜）和"眼白"（乳白色的巩膜），它们构成了眼球壁坚韧的外层。眼球壁中间层是葡萄膜，富含色素和血管，有为眼组织供血、遮光、生成房水、屈光调节等重要功能。视网膜是眼球壁的内层，分为色素上皮层和神经上皮层，当视网膜发生病变使两层分开称为视网膜脱离，须立即治疗。视网膜后极部的黄斑中心凹是视觉最敏锐的部位，中心凹鼻侧橙红色盘状的视乳头是视神经穿出眼球的部位。眼内容物则包括房水、晶状体和玻璃体，有屈光调节、营养、维持眼内压等作用。所有结构各司其职，构成了"眼"这对精密的"光学仪器"。

 误区解读

年轻人看得清，不用做眼科检查

　　这种说法是错误的。很多眼科疾病早期没有明显症状，比如"视力小偷"青光眼，早期不影响视力，眼压增高也可无明显眼痛、眼胀表现，等到看不清已不可逆转。近年来随着老年病的年轻化，有些年轻人患上了糖尿病、高血压，这些也是眼科疾病的风险因素，定期的眼科检查不仅能帮助早期发现眼部并发症、加以干预、保护视力，也有利于全身性疾病的综合管理。同时，即便目前

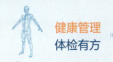

没有眼部器质性病变，对于一些用眼负荷大、护眼习惯不佳的年轻人，也应该在体检中进行眼科检查，尽早发现眼病的风险因素，为"心灵的窗户"保驾护航。

健康体检中的耳鼻喉和口腔检查有哪些

张大叔今年50多岁了，虽然每年都会按时参加单位组织的健康体检，但是嫌麻烦的他有些项目是"能不做就不做"，耳鼻喉和口腔检查是两个经常被他"踢出名单"的体检项目。这一两年，张大叔逐渐体会到人到中老年的困扰，感觉自己再也不如年轻时"耳聪目明"，牙齿也有点松动的迹象，于是他心想，今年体检，一定要好好做一做相关的检查。

 小课堂 • • • • • • • • • • • • •

耳鼻喉和口腔检查一般有哪些项目

耳鼻喉和口腔检查作为健康体检中的重要内容，不可轻易放弃。别看这几个小小的器官，它们不仅会对我们的日常生活产生重要影响，也与全身健康状态息息相关。那么，耳鼻喉及口腔检查具体包括哪些内容呢？

（1）耳部检查：一般的耳部检查主要包括外耳道、鼓膜、听力三个方面。对外耳道主要观察是否有炎症；对鼓膜主要观察它的色泽、位置、形态、有无穿孔等情况；对听力的检查主要是观察对声刺激所引起的反应，从而了解是否存在听力受损和受损的程

度等。

（2）鼻部检查：一般的鼻部检查主要是对于鼻咽、鼻腔和嗅觉功能的检查。鼻咽部结构的异常可能导致睡眠呼吸暂停以及其他疾病，鼻腔检查则有助于发现鼻窦炎、鼻息肉、鼻腔肿物等问题，并及时发现鼻黏膜充血、肥大、水肿、干燥、出血等情况。

（3）咽喉部检查：咽喉部是呼吸和进食的"门户"，因此咽喉部的检查十分重要。对于咽喉部，健康体检时主要是观察是否存在慢性咽炎、慢性扁桃体炎，以及喉部（如舌根、舌扁桃体、会厌软骨、梨状窝、室带和声带等）是否存在息肉、乳头状瘤、恶性肿瘤等异常结构。

（4）口腔检查：很多口腔常见疾病（如龋齿、牙周疾病等）多属慢性病，早期症状不明显，容易被忽视。因此，定期进行口腔检查很有必要。一般情况下，健康体检中的口腔检查包括口唇、口腔黏膜、牙齿、牙周、颞颌关节、舌、腮腺等部位。

由于健康体检主要起到疾病筛查的作用，如若在上述检查中发现可能存在的问题，有时还会需要进行进一步检查，如气导纯音听阈测试、鼻部的 CT 或 MRI 检查、喉镜检查等。

 知识扩展

为什么打鼾需要重视耳鼻喉检查

很多人认为睡觉打鼾是睡得香的表现，并不是什么大问题。实际上，打鼾可能会带来很多危害，尤其是睡眠呼吸暂停综合征。患有睡眠呼吸暂停综合征的人群，鼾声大而不规则，有停顿、声音忽

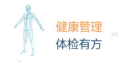
大忽小，有时甚至会因为憋气而惊醒。

睡眠呼吸暂停综合征的风险因素有很多，其中，一大重要因素便是上气道结构的异常，如鼻中隔偏曲、鼻甲肥大、鼻息肉、扁桃体肿大、下颌后缩、舌体肥大以及老年人群因年龄增长导致的上气道肌肉松弛。因此，仔细检查鼻腔、咽部、喉部等气道结构以及口腔情况对于评估睡眠呼吸暂停综合征十分重要。

 误区解读

耳鼻喉及口腔问题不会影响全身健康

这种说法是错误的。健康是一个整体，耳鼻喉及口腔的健康也关乎全身的健康状态。例如，生活中很常见的慢性鼻窦炎在导致鼻塞的同时，还可能会引起头痛、精神不振、反应迟钝，因呼吸不畅而长期张口呼吸则会使肺和呼吸道受到进一步的损害；耳部疾病常常会引起眩晕，以良性位置性眩晕（又称耳石症）最具代表性，还会伴有恶心呕吐等症状，并引起跌倒摔跤；咽喉部发生病变后，可能影响进食，从而进一步影响营养摄入；口腔不健康则被认为与糖尿病、免疫力下降和食管癌等疾病密切相关。因此，耳鼻喉及口腔虽然集中在小小的面部，但它们也会影响全身的健康。

关于认知障碍筛查与评估的那些事儿

　　张大爷今年 62 岁了，最近几年，他的家人发现张大爷似乎有一些健忘，如出门总是忘记锁门，说过的话过几分钟就忘记，甚至几次忘记接孙子放学，就像大脑里有一个"橡皮擦"似的。张大爷的儿子有些担心，但街坊邻居说张大爷年纪大了，记性不好很正常。张大爷的儿子最近在健康体检时了解到关于认知障碍的筛查，他想去问问这项检查具体做什么，对他父亲的情况有没有帮助。

 小课堂 ●●●●●●●●●●●●●●

1. 什么是认知障碍

　　认知障碍是一种综合征，以脑功能异常和行为改变为典型症状，依据其严重程度，由轻至重又分为主观认知下降、轻度认知障碍和痴呆。我们常说的阿尔茨海默病是导致认知障碍的重要原因，此外还有由脑血管病变（如脑梗死、脑出血）引起的认知障碍，或由帕金森病引起的认知障碍等。认知障碍是一个循序渐进的过程，起病隐匿，早期进展缓慢，而一旦进展到痴呆阶段，治疗就十分困难了，无论是给个人还是家庭都会带来沉重负担。因此，对认知障碍进行早期筛查、评估和干预尤为重要。

2. 哪些人需要进行认知障碍筛查与评估

　　认知功能与年龄密切相关，建议 50 岁及以上的人群开始进行

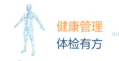
认知功能的筛查。而对于具有相关危险因素的人群，包括中年期的听力受损、创伤性脑损伤、高血压、大量饮酒和肥胖，糖尿病、吸烟、长期受空气污染、抑郁状态、缺乏社交和体力活动等，以及具有认知障碍家族史和存在主观认知功能下降症状的人群，可以提前至 40 岁或根据需要进行筛查。

3. 如何进行认知障碍筛查与评估

采用标准化问卷进行筛查是目前最主要的方法，常见的问卷有简易精神状态检查量表（MMSE）、蒙特利尔认知评估量表（MoCA）等。在进行认知功能评估的同时，还建议同步进行精神心理评估，以了解患者心理状态与认知功能的相互影响。目前，很多标准化问卷已经被集成进计算机系统，可以便捷、直观地进行测评。

此外，血液检查和基因检测（如 *ApoE*、*PSEN1/2*、*APP* 等基因）可以为发现病因和风险评估提供参考，必要时还可以结合重金属、药物或毒物等相关检测，而头颅 MRI 检查则有助于发现影响认知健康的大脑病变。

 知识扩展

哪些症状是认知功能下降的表现

认知功能包括记忆、语言、视空间、执行、计算、理解判断等方面，在这些方面出现有别于往常的异常情况，都可能是认知功能出现了问题，具体可以包括以下几种。

（1）记忆力减退：想不起来东西放在哪里，忘记干某些事情，想不起熟人的名字等。

（2）语言表达能力下降：不能自如地表达简单的词汇，说话颠三倒四、答非所问等。

（3）视空间障碍：在熟悉的环境中迷路，分不清左右等。

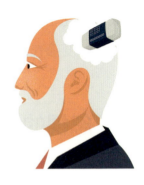

大脑中的"橡皮擦"

（4）执行能力下降：不会使用之前常用的日常工具，不能按照正常顺序完成某项日常活动等。

（5）计算能力减退：买菜不会找零了，正常的加减法也容易算错等。

（6）理解判断能力下降：夏天穿冬天的衣服，把塑料盆当铁锅等。

（7）性格、情绪、行为改变：本来温和的人变得暴躁易怒，本来乐观开朗的人变得沉默寡言，没有兴趣爱好、社交活动减少等。

出现这些有别于往常的情况，就有可能是认知功能的下降，早期发现、早期治疗就有可能控制病情的发展，而不要等到严重时追悔莫及。

 误区解读

痴呆是正常衰老过程，预防也没有用

这种说法不完全正确。虽然衰老是正常的生理现象，但通过坚持脑力活动、保持社交互动、科学运动、戒烟限酒以及控制危险因素等方式可以延缓或减少衰老带来的影响，也会对防治相关老年性疾病起到积极的作用。对于高风险人群和疾病早期人群，应该加强健康管理和定期随访，每3～6个月进行1次评估，如果发现病情

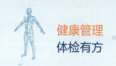

进展和变化，及时到专科就诊；对于 50 岁以上的一般人群，也建议保持年度筛查，这是预防、延缓认知障碍进展的重要手段。

不可忽视的骨质疏松筛查与评估

58 岁的李阿姨最近摔了一跤，没想到这一摔竟然摔断了小腿。主管医生说李阿姨的骨质疏松已经到了比较严重的程度，问她之前有没有进行过相关的检查。李阿姨表示，每年单位安排体检，好像没有骨质疏松的相关检查，况且听说还要额外"吃射线"，便没有选择这个项目。那么，骨质疏松筛查与评估到底该怎么做呢？

 小课堂 ● ● ● ● ● ● ● ● ● ● ● ● ● ● ●

1. 什么是骨质疏松

骨骼是我们人体最坚硬的部分，然而伴随年龄增长、内分泌变化和其他因素影响，骨密度逐渐下降，骨的微结构遭到破坏，导致骨骼的强度变弱，脆性增加，带来骨折风险的增加以及身体畸形、疼痛等。而一旦发生骨折，除严重影响日常生活外，对于老年人也有可能成为"致命打击"。

2. 哪些人需要进行骨质疏松筛查与评估

骨质疏松的危险因素包括高龄、女性绝经、不健康生活方式、体重过低、影响骨代谢的疾病和药物、脆性骨折家族史等，建议 40 岁及以上的人群可以开始进行骨质疏松的筛查与评估。

3. 骨质疏松筛查与评估怎么做

（1）骨密度检查：骨密度全称是骨骼矿物质密度，是骨骼强度的主要指标，也是衡量骨骼健康状况的重要指标之一。骨密度检查主要用于检测骨密度的数值，能反映骨质疏松的程度，其目标是协助诊断骨质疏松和预测骨折风险。常见的骨密度检查方式有双能X线和彩超两种。前者准确性较高，放射剂量小，是目前世界卫生组织公认的用于诊断骨质疏松的金标准。后者主要通过对踝关节进行测量反映骨量，它没有辐射，更适用于孕妇和婴幼儿。

（2）骨代谢标志物：骨代谢标志物是骨组织吸收及合成过程中的代谢产物，在血循环或尿液中的浓度会发生不同程度的变化。通过检测骨代谢标志物可了解骨骼的生理状态及全身的骨代谢变化，这一血清学指标的改变往往早于影像学的骨密度检查，通过静脉抽血进行实验室检测即可完成。常见的骨代谢指标包括钙、磷等生化标志物、骨代谢调控激素及骨转换标志物。

 知识扩展

骨代谢指标的分类及其意义是什么

骨代谢指标大致分为三类。

（1）一般生化标志物：如血钙、血磷、尿钙、尿磷等。

（2）骨代谢调控激素：如 25- 羟基维生素 D、降钙素、甲状旁腺激素等，主要参与对体内钙、磷的调控，维持血钙、血磷稳定。

（3）骨转换标志物：可分为骨吸收标志物和骨形成标志物，前者反映了破骨细胞活性和骨破坏水平，如抗酒石酸酸性磷酸酶、

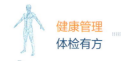
Ⅰ型胶原交联 C- 末端肽、Ⅰ型胶原交联 N- 末端肽；后者反映了成骨细胞活性和骨形成状态，如骨特异性碱性磷酸酶、Ⅰ型前胶原 N- 端前肽、Ⅰ型前胶原 C- 端前肽。

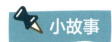

小故事　维生素 D 与骨健康

维生素 D 是维生素家族中第四种被发现的物质，至今已有 100 多年的历史。

17 世纪中叶，当时医生发现，很多儿童出现骨骼畸形、关节增大、脊柱和大腿弯曲、身材矮小等症状，这种病被称为佝偻病。还有部分女性出现骨盆变形并进一步导致分娩困难的情况，医生们束手无策。

1822 年，波兰的一位科学家首次将阳光照射不足和佝偻病联系起来。随后，科学家们又发现鱼肝油可以用来治疗佝偻病，使得人们相信佝偻病是由缺乏某种营养素导致的。起初，这种营养素被认为是维生素 A，但是经过研究发现其实是另一种，按照顺序这种物质被命名为维生素 D。到这一阶段，已经过去了近百年的时间。1930 年，科学家首次确定了维生素 D 的化学结构，1932 年维生素 D_2 的化学特性被阐明，1936 年维生素 D_3 的化学特性被确定。自此，包括日光浴、紫外线照射、在食物中添加维生素 D 等干预措施广泛流行，基本消灭了佝偻病。

有了睡眠问题该如何检查

张女士今年55岁，是一家知名企业的资深员工。最近张女士一直被早醒所困扰，每天凌晨4点醒来后便再也无法入睡，这种持续的失眠让她白天精神不振，工作效率大打折扣，甚至影响到了日常生活。今天她来到医院体检，便向医生倾诉起这个问题，医生建议张女士做一个睡眠健康评估。张女士有些疑惑，睡眠健康评估要怎么做呢？

 小课堂

评估睡眠健康的方法有哪些

每个人一生之中有超过1/3的时间都在经历睡眠过程，优质的睡眠是身心健康的基础，也是正常的工作和生活的保障。在睡眠问题日益普遍的今天，关注自己的睡眠健康是非常有必要的。目前评估睡眠质量的方法大致可分为两类。

（1）主观评估方法：主观评估方法主要采用量表及问卷，收集个体对自我睡眠的主观记录和评价。常用的睡眠相关主观评估量表包括匹兹堡睡眠质量指数量表、睡眠状况自评量表、艾普沃斯（Epworth）嗜睡量表、其他量表（如评估失眠的阿森斯失眠量表和失眠严重程度指数量表、评估嗜睡症状的斯坦福嗜睡量表）等，这些量表需要根据具体情况选择性地加以使用。由于量表简单易行，适合在健康体检中作为初步筛查方法。

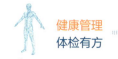

（2）客观评估方法：客观评估方法主要是采用仪器设备采集人体生理信号，完成对清醒、睡眠（包括睡眠分期）的分析，并产生相应的客观结果，目前在临床及日常生活中使用的客观评估方法主要有两种类型。

多导睡眠监测：是指同时记录、分析多项睡眠生理学指标（包括脑电、心电、肌电、眼动、体动、呼吸等）进行睡眠医学研究和睡眠疾病诊断的一项技术，也是目前为止国际上判断睡眠分期及诊断睡眠疾病的金标准。不过，标准的多导睡眠监测需要在专门的睡眠实验室进行，过程相对复杂。而便携式睡眠监测仪去掉了一些相对复杂的观察指标，使得受检者可以将仪器带回家进行监测，更加适合作为筛查工具。

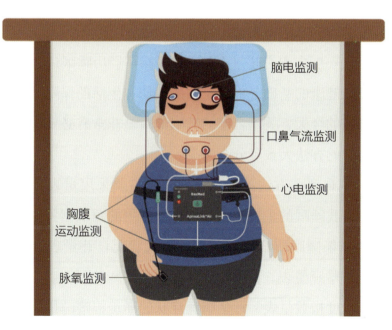

多导睡眠监测方法示意

智能睡眠监测：近年来，伴随智能穿戴设备的流行，很多设计时尚、用户体验友好的大众化智能睡眠监测设备走进千家万户，这些设备从形式上可以分为穿戴式和非接触式，如智能手环、智能床垫、基于雷达传感器的睡眠监测等。不过，商用产品和临床诊断工具仍具有一定差异，使用者不仅需要学会鉴别，也要听从专业医务人员的建议，尤其是对于疑似或患有睡眠障碍的人群。

 知 识 扩 展 ‖‖‖‖‖

各种睡眠质量评估方法的优缺点

主观评估方法主要是应用各种类型的问卷及量表，该方法最大的优势就是操作成本低、实施起来简单且方便，但无论使用哪种类型的问卷、量表，还是存在主观性强的问题，多存在宽容性误差和倾向以及成见效应，并且缺乏特异性、可量化、客观而有效的评估指标。

在客观评估方法当中，多导睡眠监测最大的优势在于睡眠分期结果精度高，睡眠呼吸暂停事件监测准确，但是同时也存在一些问题：比如价格昂贵、技术复杂，难以普及；结果主要反映监测当晚的情况，不具有代表性；舒适度低并且分期结果需要人工校正。商业睡眠监测设备一定程度上克服了多导睡眠监测仪的缺陷，打破了地点限制、价格更加亲民、操作更加简单，且查看监测结果无需等待，但有关其准确性和可靠性的信息有限。

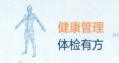
运动能力评估怎么做

　　王先生今年33岁，是一名文字工作者。由于工作繁忙，白天几乎都坐在电脑前，同时也缺乏运动。今年体检时发现自己超重、有轻度脂肪肝，便下定决心立刻运动减肥。然而，医生建议他开始运动之前做个全面的运动能力评估。那么，为什么要进行运动能力评估，评估又包含哪些内容？

 小课堂

1. 为什么要进行运动能力评估

　　运动是把"双刃剑"，不科学、不适宜的运动不但不能为运动者带来健康，反而容易导致运动伤害和意外的发生，所以科学运动至关重要。科学运动是建立在完整的运动前筛查和运动能力评估的基础上，按照专业人员给出的运动建议并在其指导下进行的安全又有效的运动。

　　运动能力指掌握参与身体活动所需的身体动作技能和模式，对个体身心健康促进和全面发展具有积极作用。科学的运动能力评估，不但有助于最大程度了解自己的薄弱环节，有的放矢，制订个性化运动方案，还能评价健身锻炼的效果，最重要的是预测和评估相关疾病的风险。

2. 运动能力评估有哪些内容

　　完整的运动能力评估内容包括运动风险评估、运动系统体格检

查、身体姿态评估、运动素质评估等。

在运动风险评估中，要询问受检者的心脑血管疾病、代谢病和肾脏病等疾病史，药物治疗情况，以及是否具有相关疾病症状，以便在运动测试前筛查出运动及运动测评高风险人群。此外，还要进行血压、心率、内外科查体等体格检查，以及心电图、颈动脉彩超、心脏彩超等辅助检查。

运动系统体格检查主要包括颈椎、腰椎、肩关节、膝关节、踝关节等各关节的主被动关节活动范围和特殊体格检查。在上述检查基础上，在专业人员的指导下还要进行身体姿态评估和功能性动作筛查以及运动素质的评估。这样就构成了一套较为完整的运动能力评估，为开展科学有效的运动项目、预防疾病提供了基础。

 知识扩展

运动素质评估包括哪些内容

运动素质评估是运动能力综合评估中不可或缺的环节，它从多个维度评价我们身体的运动功能，主要包括以下内容。

（1）身体成分：包括身高、体重、BMI和肌肉、脂肪比例等。

（2）肌肉力量：针对肌肉力量的测试，又包括肌肉爆发力和肌肉耐力，通常的检测方法有握力器测试、背拉力测试、等速肌力测试等。

（3）柔韧性：最常用的评估方法是坐位体前屈，测量躯干和下肢的柔韧性，反映一个人的关节灵活性和肌肉伸展性。

（4）心肺耐力：相对简易的评估方法有台阶试验、6分钟步行

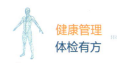

试验、12分钟跑等。而心肺耐力评估的金标准则是心肺运动试验，可以用来监测和评估运动心率、最大摄氧量、无氧阈值、动态肺顺应性、最大通气量、呼吸频率等，不仅可以用于判断是否存在由心血管和肺部疾病带来的运动风险，也可以评价个人的心肺功能水平，为制订精准的运动指导要点提供依据。

（5）反应时间：反应时间是衡量人体神经系统和运动反应速度的重要指标，对于评估身体状况和指导体育锻炼具有重要意义。

（6）平衡功能：具体评估方法包括单脚站立测试、闭眼站立测试等。

 误区解读

不经常运动的人群不需要进行运动能力评估

这个观点是错误的，即使不经常运动的人也需要进行运动能力评估，这是因为运动能力评估对于任何年龄段和体能水平的人都有其独特的价值和意义。运动能力评估过程中可能会发现一些潜在的健康问题，如心血管功能不佳、关节活动度受限等。这些问题如果不及时发现和处理，可能会在运动过程中加重或导致伤害。因此，对于不经常运动的人来说，运动能力评估是一种预防性的健康检查。对于某些人群来说，如老年人或长期卧床者，即使不经常运动也可能存在运动障碍。通过运动能力评估，可以早期发现这些问题，并采取相应的措施进行干预和治疗，防止问题进一步恶化。

心理评估怎么做

　　小王母亲是一名高校教授，今年光荣退休。小王发现原本精明强干的母亲退休以后对一切新鲜事物提不起兴趣，逢人便说自己在职时的光辉岁月，而且最近总觉得吃饭没胃口，还三天两头说乏力失眠，小王便赶紧拉着母亲去医院体检。检查结果显示，小王母亲的各项指标都正常，医生建议她进行心理评估。小王很疑惑，心理评估具体要测什么呢？

 小课堂

1. 什么是心理评估

　　当我们出现疲倦、失眠、情绪崩溃等困扰时，需要给"心灵"做一个检查评估。许多慢性疾病也与心理因素有关，进行心理评估是健康检查中不可或缺的部分。心理评估是通过科学的心理学方法和工具，对个体或群体的心理特点、心理状态、认知能力、行为等心理现象进行全面深入地描述、分类、鉴别、诊断的过程。心理评估不分年龄、职业、性别，只要有情绪上、精神上的不适，都可以到专业的医疗机构做心理评估。

2. 心理评估怎么做

　　很多人认为心理评估就是网上随手能搜到的"心理小测验"。其实不然，专业的设备与标准化量表才是心理体检项目的"标配"。量表评估是目前最主要的心理健康评估方法，健康体检中较

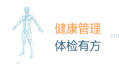

为常用的量表有 90 项症状自评量表（SCL-90）、焦虑自评量表
（SAS）、抑郁自评量表（SDS）以及与心理健康高度相关的睡眠质
量问卷、性格 / 人格特征问卷等。需要注意的是，问卷又可以分为
自评式和他评式。顾名思义，自评式就是可以自己独立完成的，而
他评式则是需要具有相应资质的专业人员提问进行，才能得到可靠
的结果。在进行量表评估时，需要根据自己实际情况进行作答，在
将问题看懂后快速作答，不宜做太久思考。访谈和行为观察也是一
种评估方法，不过这对于访谈者的相应资质和专业能力有较高的要
求。另外，静息态心率变异性分析作为一种客观评价方法，通过 2
分钟左右的心率、脉搏的检测，可以反映近一段时间的自主神经系
统活性和稳定性，可以辅助判断受试者的压力状态。

　　心理评估前应避免食用咖啡、茶、巧克力等影响心率的饮料及
食物；避免服用相关精神兴奋性药物；穿着舒适棉质衣物，放松心
态；检查前避免过度运动。请注意，评估并不代表诊断。根据结
果，还需遵循医生的建议进行自我调适或到心理科、精神科做进一
步判断和相应的治疗。

 知识扩展

什么是心率变异性分析

　　心率变异性指的是每一次心跳之间的快慢变化与差异，心率变
异性分析是一种无创、便捷、可重复的测量，被应用于评估心脏健
康状况、预测心血管事件风险等。近年来，心率变异性分析在精神
压力和应激反应等方面也得到广泛应用。

心率变异性中一个重要的指标是"正常 RR 间期标准差"，简称 SDNN，这个数值的大小反映了自主神经对心率的调控能力，正常值大约在 141 ± 39 毫秒。通常情况下，较高的 SDNN 数值被认为是心脏自主神经系统适应能力强的表现，而患有焦虑症、创伤后应激障碍、惊恐障碍、社交焦虑障碍等的人群，静息状态下的心率变异性显著低于健康人群。

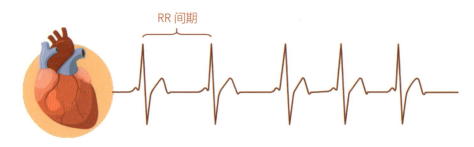

RR 间期

正常心电图上的一个 RR 间期

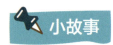 **小故事** **身体里的"情绪地图"**

《美国国家科学院院刊》上曾发表一项研究，人的情绪对应身体内部不同器官的感受。研究人员招募了 701 个志愿者，让他们想象自己经历某种情绪时的感受，然后在一张身体的空白轮廓图上标出哪些部位的感受被增强了，哪些部位的感受被减弱了。最后，研究人员对每个人的标注做了进一步综合分析，找到共同规律，绘制出了一张不同情绪的身体定位图。研究发现，情绪和身体感受有关，而且每种情绪对应的身体感受不同。例如，伤心时，眼睛、喉咙以及心脏部位会有更强的感受，双手和下半身则会感到活动力下

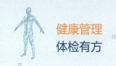
降；羞愧时，反应最强烈的身体部位是脸颊。后来，研究人员又扩大了样本范围，这次一共有 1 026 个人参与试验。结果发现，无论是欧洲人还是亚洲人，在情绪的身体感受上都惊人地一致。

如何评价我的免疫力

林女士最近工作繁忙，由于工作需要经常不能按时吃饭、休息，这样的生活方式持续了一段时间后她总是感到疲乏无力、精神萎靡，季节交替的时候总是受凉感冒，生病、打针吃药便成了家常便饭。每次生病都要很长时间才能恢复，而且常常反复发作。她来到医院咨询医生，经检查，医生认为这是免疫力低下的表现。林女士感到疑惑，什么是免疫力？通过哪些指标来判断自己免疫力的强弱呢？

 小课堂

1. 什么是免疫力

免疫力是指人体免疫细胞识别和消灭外来侵入的任何异物（病毒、细菌、其他微生物、寄生虫等）的能力，也指免疫细胞处理衰老、损伤、死亡、变性、变异的自身细胞的能力。人体免疫系统分为先天的固有免疫和后天的特异性免疫。先天的免疫包括结构性屏障、化学性屏障、免疫细胞三方面，后天的特异性免疫包括两方面，一方面是后天感染激发免疫系统产生抗体，另一方面是人工预防接种。

2. 通过哪些指标可以判断免疫力的强弱

（1）血常规：血常规中有很多的项目，包括白细胞、红细胞、血小板，可以依据血常规检测报告中白细胞、中性粒细胞、淋巴细胞指标粗略判断一个人的免疫力状况。比如肺癌化疗患者血常规中如果白细胞和中性粒细胞数量极度减少，出现四度骨髓抑制，说明患者此时免疫力很低，很容易继发各器官感染。

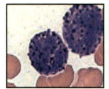 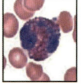 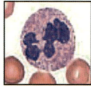 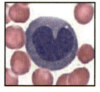

嗜碱性粒细胞　　嗜酸性粒细胞　　中性粒细胞　　单核细胞　　淋巴细胞

白细胞的 5 种分类

（2）淋巴细胞亚群检查：淋巴细胞是一种细胞类别，主要包括 CD3、CD4、CD8、CD19、CD16、CD56 等。淋巴细胞亚群检查就是对这些细胞进行分类和定量，从而评估免疫状况。

（3）淋巴细胞功能检查：与淋巴细胞亚群检查有所区别的是，功能检查反映了不同亚群在免疫应答中的具体作用，根据淋巴细胞转化率的高低可以了解机体的细胞免疫水平。

（4）免疫球蛋白、补体：一般包括免疫球蛋白 G、免疫球蛋白 A、免疫球蛋白 M、补体 C3、补体 C4，其浓度变化反映了机体的免疫状态和疾病情况。

（5）细胞因子检测：临床上有细胞因子 6 项检测，或细胞因子 12 项检测，包括白细胞介素 -6（IL-6）、白细胞介素 -2（IL-2）、

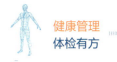
干扰素（IFN）等。细胞因子是由免疫细胞和一些非免疫细胞经刺激而合成分泌的一类具有广泛生物学活性的小分子蛋白质，调控免疫应答。

 知 识 扩 展

免疫力低下有哪些表现

免疫力低下最直接的表现就是容易生病。因经常患病，加重了机体的消耗，所以一般有体质虚弱、营养不良、精神萎靡、疲乏无力、食欲减退、睡眠障碍等表现，生病、打针吃药成了家常便饭。每次生病都要很长时间才能恢复，而且常常反复发作，长此以往会导致身体和智力发育不良，还易诱发重大疾病。当人体免疫功能失调，或者免疫系统不健全时，会引起感冒、扁桃体炎、哮喘、支气管炎、肺炎、腹泻等疾病的反复发作，所以千万不容小觑。

 误 区 解 读

免疫力越强越好吗

这种说法不完全正确，免疫力正常最好。如果免疫力低下或缺陷，人体就容易被外来病原体（如细菌、病毒、真菌等）入侵，引起感染，甚至危及生命，典型的例子就是艾滋病，因为感染 HIV 而导致的一种继发性免疫力缺陷。而免疫力过高，同样也会引起一系列问题。在医学上，会引起一种叫作"超敏反应"的情况，是人体的免疫应答过高或过度的表现。如此看来，免疫力并非越强越

好，只有将人体的免疫机制调节到一个正常的水平，才能更好地保护人体健康。

基因检测知多少

　　李先生今年 40 岁，近期频繁遭遇腹泻的困扰，他担心自己患上了结肠癌。因为他的爷爷在 10 年前因结肠癌去世，5 年前他的父亲又查出结肠癌，所幸病情尚处于早期阶段，经手术治疗后恢复良好。面对这份沉重的家族疾病风险，李先生主动出击，自行从网上查阅资料发现基因检测可以帮助做遗传性结直肠癌的筛查。他心中充满了疑问与期待：基因检测究竟是何方神圣？它能否成为抵御家族病魔侵袭的有效武器？

 小课堂

1. 什么是基因检测

　　基因检测是指通过一系列实验室技术和方法，精准检测分析个体的遗传物质，进而提供有关个体遗传特征的详细信息，有助于疾病预防、诊断、治疗和预后评估。通常需要通过血液、唾液或口腔黏膜细胞、毛发或其他组织细胞收集脱氧核糖核酸（DNA）样本。基因检测具体可以帮助确定遗传病的类型和严重程度、评估个体对某些疾病的易感性、预测个体对特定药物的反应性、根据个体的基因特征制订治疗方案、帮助家族成员了解遗传疾病的风险、用于祖源分析和亲子鉴定，法医也通过这种技术分析案件中的 DNA。

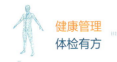
2. 基因检测可以应用于哪些方面

基因检测在健康管理领域的应用非常广泛，其主要作用是通过分析个人的遗传信息来预测和预防疾病，从而提高整体健康水平。肿瘤易感基因是指与个体患某种特定肿瘤的倾向性相关的基因，分为先天性基因变异（遗传性）和后天性基因变异。遗传性肿瘤是指由于人体内特定基因发生突变，从而引发个体罹患肿瘤的风险显著增加。例如，*MLH1* 基因的突变可能使结直肠癌的患病风险从常规的 13% 急剧攀升至 80%，*BRCA*1 基因的突变将女性罹患乳腺癌的风险从常规的 12% 显著升高至 65%。发现遗传性肿瘤相关基因突变，为受检者制订相应的健康管理方案，能够实现早发现、早诊断、早干预，降低肿瘤发病率和死亡率。另外，基因检测在肿瘤早期筛查、甲基化检查、心脑血管疾病风险预测、维生素精准营养、精准用药、肠道菌群、代谢能力等方面的应用也在快速发展，对提供个性化的健康指导具有重要意义。

知识扩展

基因检测技术有哪些

基因检测是一个广泛的术语，指的是一系列用于分析个体遗传物质的方法，以识别基因变异、遗传疾病风险、药物反应等信息。常见的基因检测技术有基因测序（一代测序、二代测序、三代测序等）、聚合酶链反应（PCR）、核酸质谱、基因芯片技术、多重连接探针扩增、限制性片段长度多态性、单核苷酸多态性、定量 PCR（qPCR）等。核酸质谱主要通过多重 PCR ＋ 高通量芯片 ＋ 飞行时

间质谱来实现核酸检测，具有高通量、快速、灵敏和经济的特点。此外，目前体检中开展的比如粪便 DNA 突变、甲基化检测也属于基因检测范畴，通过检测粪便中脱落细胞 DNA 的特定基因突变和甲基化情况，对于肠癌、肠腺瘤等疾病有一定的预测作用。基因检测方法的选择取决于检测的目的、所需的信息量、成本和时间等因素。通过不同的检测技术，医生可以获得关于个体遗传特征的全面信息，以用于诊断、风险评估、治疗决策等。

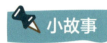 **小故事** **人类基因组计划**

人类基因组计划是一项规模宏大、跨国跨学科的科学探索工程，旨在测定人类染色体中所包含的 30 亿个碱基对组成的核苷酸序列，绘制人类基因组图谱。该计划于 1985 年由美国科学家提出，1990 年正式启动，由美国、英国、法国、德国、日本和中国等国家共同参与。2003 年 4 月 14 日宣布完成主要测序工作（92%）。随着基因检测技术的发展，时隔 19 年，2022 年 4 月 1 日，科学家发布了第一个完整的、无间隙的人类基因组序列，填补了之前未完成的部分。人类基因组计划与曼哈顿原子计划、阿波罗登月计划并称为 20 世纪人类自然科学史上的三大工程。

答案：1. B；2. C；3. ×

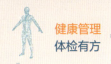
健康知识小擂台

单选题：

1. 以下哪项属于高血压心脑血管并发症筛查的项目（　　）

   A. 胸部 CT　　　　　　B. 动脉弹性检测

   C. 尿常规　　　　　　D. 空腹血糖

2. 肺癌筛查的主要手段是（　　）

   A. 血液检查　　　　　B. 胸部 X 光检查

   C. 低剂量螺旋 CT　　　D. 肺功能检查

判断题：

3. 接种过宫颈癌疫苗，可以不用做宫颈癌筛查。（　　）

科学选择，让健康体检
更精准自测题
（答案见上页）

合理准备，让健康体检更高效

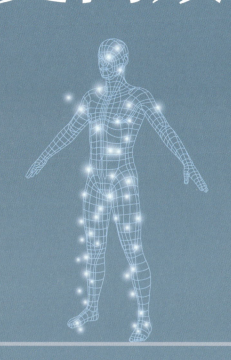

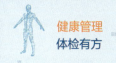
经过前两章的阅读，相信您已经为一次科学、精准的健康体检做好了初步规划。不过，也许您会有这样的疑问：体检前一天我需要做哪些准备？体检过程中我应该注意些什么？一些特殊检查项目应该怎么做？一些检查方法是否会带来危害呢？在本章中，我们将为您介绍健康体检前和体检过程中的注意事项、常见误区和一些相对特殊或复杂的检查项目的准备方法。了解并做好这些内容，让健康体检的流程更加顺畅、高效，也有助于我们获得更加准确的结果。

健康体检前要做好哪些基本准备

小文通过医院健康管理中心公众号帮父母预约了体检，但是因为父母从未体检过，不知道体检前有什么需要注意的。于是他们打电话给小文问了一大堆问题，如能不能喝酒、需不需要提前将平时吃的药物停掉、健康体检前的准备工作有哪些。小文虽然也每年进行体检，但还真不太知道如何准确回答这些问题。

 小课堂

1. 健康体检前 2~3 天需要注意什么

健康体检前，在饮食方面需要适当控制，体检前 3 天应保持清淡饮食，避免饮酒，避免吃过于油腻、过甜、过咸、高蛋白质等食物。同时，还应注意休息，保障充足的睡眠，避免熬夜等。规律性、适度的运动是可以的，但尽量不要进行强度大的剧烈运动，以免影响检验结果。

患有慢性病、长期服药时，常规的体检项目前一般不需要停用正在服用的药物，但如进行胃肠镜检查等特殊项目前，可能会要求停用某些药物。在进行体检预约时需要和医生进行充分沟通。

2. 健康体检前 1 天和当天需要做什么准备

体检前需要禁水 6 小时、禁食 8 个小时，以保证体检当日需要空腹检查的项目顺利进行，以及血、尿常规等检查结果的准确性。如有特殊病史或慢性疾病，如糖尿病、高血压、心脏病等，应提前告知医生并携带相关药物备用。

体检当日，有戴眼镜需求的受检者应尽量戴框架眼镜，不宜戴隐形眼镜。女士不要化妆、戴饰品等，尽量穿着宽松、方便的衣服，不要穿连衣裙。男士不要打领带，便于检查。避免衣服上有金属、亮片等装饰。怀（备）孕女性应避免放射线检查，怀孕或无性生活史女性也不宜进行阴道检查，进行相关检查前建议提前告知医护人员。如果有晕血、晕针等情况，也须告知医护人员，以便采取适当的措施。

 知识扩展

保健品也可能影响体检结果

现在很多人会服用保健品来补充身体所需的营养，然而为了确保体检结果的准确性，建议在体检前 1 周内停用，因为这些保健品可能会影响检查结果，比如：体检前大量摄入维生素 C 可能会使血糖结果偏低，并影响尿液酸碱度；减肥或增重类保健品通常含有影响新陈代谢或食欲的成分，可能会对体检中的血糖、血脂等生化指标产生影响；体检前摄入具有强抗氧化作用的维生素 E 或其他

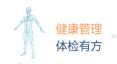
抗氧化物质保健品，可能会影响氧化应激指标的检测结果；部分保健品成分需要经过肝脏或肾脏代谢，体检前如摄入过量，可能会对肝肾功能检测结果造成影响。

 误区解读

体内有金属植入物，避免做 MRI 检查即可

这种说法不完全正确。体内有不能取出的金属植入物，如骨折固定的钢钉，心脏起搏器、植入式心脏除颤仪或心律转复设备、金属假牙等，不能做 MRI 检查是很多人都熟知的。不过，不仅限于此，体内有金属植入物，在体检中还应该避免一些以微弱电流为检查原理的项目，如人体成分分析（生物电阻抗法）、肌电图以及一些功能检查项目。尤其是针对心脏起搏器或心律转复设备这种精密设备，微弱的电流经过人的身体并无大碍，但会干扰设备的正常运转，而带来的后果可能是十分严重的，此外也会影响检查结果的准确性。当然，随着技术的进步，目前也有部分设备可以实现与 MRI 等检查的兼容。如果自己体内有金属植入物，在检查时也要主动咨询，提前告知医生设备的型号、生产年代以及与 MRI 检查的兼容性。

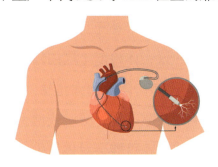

心脏起搏器

要求空腹，还能吃药吗

　　杜先生患高血压5年了，一直服用降压药治疗。最近他经常感到疲倦和头晕，于是决定去医院做一次全面的体检。在预约体检时，医生特别叮嘱，体检前一天不要吃过于油腻或辛辣的食物，并且体检当天早上要空腹前来。体检当天早上，杜先生停掉了每天早上的降压药，早早地来到医院，结果在测量时血压高达180/100mmHg。这让杜先生产生了疑问，自己每天早上要吃降压药，体检当天还能吃药吗？吃了药结果还准确吗？

 小课堂 ● ● ● ● ● ● ● ● ● ● ● ● ● ● ● ● ●

1. 为什么体检时需要空腹

　　体检时很多项目都要求空腹检查，比如某些血液生化检查中的血糖、血脂、肌酐等指标，受饮食影响比较大，需要保持8个小时左右没有食用任何食物，使人体达到一个相对稳定和平衡的状态。一些影像学检查如腹部彩超受饮食影响也比较大，因为在进食后，胃肠道蠕动、消化液分泌增加，消化道的气体含量也会增加，影响观察。此外，胃肠镜检查、^{13}C呼气检查等也需要空腹进行。

2. 空腹还能吃药吗

　　空腹并不代表连药物都不能服用。对于某些特殊情况，如患有严重高血压、糖尿病等基础疾病的受检者，突然停药可能会引发血压骤升或血糖波动等健康问题，这种情况可以在医生的指导下，使

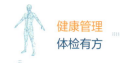
用少量的水将药物送服，注意不能喝茶水、咖啡、豆浆、牛奶等，以免影响体检结果。为了确保体检结果的准确性，建议在体检前咨询医生，了解是否需要暂停某些药物或采取其他特殊措施。

知识扩展

空腹时间以 8 ~ 12 小时为宜，不宜过短或过长

一般情况下，空腹检查要求的空腹时间在 8 ~ 12 小时左右，时间过长或过短都不可取。空腹时间过短，会干扰一些需要空腹检查项目的结果，从而出现误诊的情况。但空腹的时间并不是越长越好。当空腹时间过长，超过 12 个小时甚至更久时，可能会导致血糖水平过低，出现头晕、乏力等低血糖症状，严重时还可能导致晕厥，威胁生命。此外，当机体长时间处于较为严重的饥饿状态时，体内的一些指标也会发生变化。例如，长期饥饿时人体没有足够的葡萄糖来供给能量需求，脂肪分解供能增加，可导致尿酮体阳性。建议在体检前和医生确认好空腹的具体要求，并做好应急准备，如随身携带药物、糖果等，以防止一些意外的发生。而一旦感到有不适，请及时寻求医生的帮助，不要硬撑。

误区解读

空腹就是滴水不沾

对于抽血前的空腹，很多人有一个错误的认识，那就是不可喝水，滴水不沾。其实不然，健康体检一般情况下要求禁食 8 小时、

禁水 6 小时以上，但也并不是一点水都不可以摄入，这里的"禁水"可以理解为在不影响体检结果的情况下，不能"大量"喝水，可以少量饮用清水（不超过 100 毫升），但不能喝茶水、咖啡、酒等。体检前一晚应该饮食清淡，并于 22 点后不再进食，可以少量饮用清水。

哪些检查前需要憋尿

李先生预约了健康体检，他听说某些检查项目需要憋尿，所以一早起来就憋着。但是体检时间又比较久，一直憋尿很难受，他不清楚到底哪些检查需要憋尿，如果没憋尿会不会影响体检结果？

 小课堂 ● ● ● ● ● ● ● ● ● ● ● ● ● ● ● ● ●

1. 需要提前憋尿的检查项目

（1）彩超检查。

1）膀胱彩超检查：这是必须憋尿的检查项目。膀胱只有处于充盈状态，才能发现膀胱壁是否光滑，膀胱内是否有结石、憩室、肿块或异物。

2）输尿管下段的彩超检查：输尿管下段开口于膀胱底部，只有通过充盈的膀胱才可以清晰地显示输尿管的下段。

3）经腹前列腺彩超检查：如果不憋尿，腹腔肠管的气体可能会遮挡前列腺，而憋尿后膀胱充分充盈，可把肠管推开，更清楚地

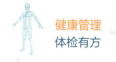
观察前列腺。

4）经腹子宫附件彩超检查：正常情况下女性子宫呈前倾状态，彩超检查一般无法看清，需要憋尿将膀胱处于充盈的状态，使子宫以及附件靠近腹壁，有利于更好地检查。

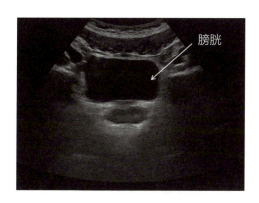

充盈状态下的膀胱彩超图像

（2）尿液检查：如尿细菌培养 + 药敏试验检查，需要尿液在膀胱中保留 4 小时以上，以便准确评估尿液中的细菌种类和数量。

（3）CT 平扫 + 增强检查。

1）泌尿系统检查：在 CT 检查中，充盈的膀胱可以作为对比剂，更好地显示泌尿系统的结构和病变。

2）膀胱周围病变的 CT 检查：同样需要憋尿充盈膀胱作为对照，以便更清晰地观察膀胱周围的病变情况。

2. 如何正确憋尿

（1）饮水量：一般提前半小时喝 1 ~ 2 瓶矿泉水（约 500 毫升）即可，小口喝水更有助于快速憋尿。

（2）憋尿程度：憋尿需要憋到轻微有尿意（150 ~ 200 毫升时）

即可，不需要憋到有强烈尿意。

（3）注意事项：避免过度憋尿，以免压迫输尿管下段或导致肾盂分离。需要加快速度的，可以尝试喝糖水（糖尿病患者除外），糖水有利尿作用，但不要喝浓茶、咖啡或者碳酸饮料，因为这些饮料可以使腹腔的气体增加，影响检查效果。

 知识扩展

所有人群都适合憋尿吗

虽然某些检查需要进行适度的憋尿，但是并不是所有人都适合憋尿，如果存在以下情况，要避免憋尿时间过长。

（1）泌尿系统存在炎症：尿液中的白细胞可能增多，憋尿可能导致炎症范围扩大，不利于疾病的后期治疗。

（2）肾脏功能衰竭：憋尿可能增加肾脏负担，导致体内的代谢产物无法及时排出，从而加重肾功能衰竭的情况。

（3）膀胱功能障碍：憋尿可能使膀胱充盈，引起尿失禁的情况，对身体健康造成不利影响。

（4）神经源性膀胱疾病：如糖尿病、脑血管疾病等患者憋尿会导致膀胱压力升高，引起输尿管反流，导致肾脏功能受损甚至尿毒症的发生。

（5）男性前列腺增生：憋尿会导致膀胱压力升高，对前列腺造成压迫，可能加重病情。

（6）心脏病等：憋尿可能导致血压、心率波动，诱发心脑血管意外。

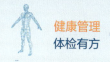 误区解读

1. 憋尿时间越长越好

这种说法是不正确的。虽然某些体检项目需要憋尿来进行，但憋尿时间并非越长越好。当膀胱充盈到一定程度时，再继续憋尿可能会使膀胱过度充盈，造成不必要的压力，甚至可能影响检查结果。因此，应根据医生的指导，在适当的时间范围内进行憋尿。

2. 女性月经期也可以进行尿液检查

这种说法是不正确的。女性在进行尿液检查时，应尽量避开月经期或至少在月经结束后的几天内进行，这是因为月经血会导致尿液中的红细胞增多，尿隐血呈现出阳性，从而影响检查结果的准确性。

尿常规检查该注意什么

今年的健康体检中，小李照例做了尿常规检查。拿到体检报告后发现尿常规一栏中显示白细胞酯酶 1＋，尿白细胞 10～12 个 /HPF（高倍镜视野），她赶紧到医院就诊，专科医生详细询问病史和尿标本留取情况后告诉她，这不一定是尿路感染，可能是她留取尿标本被污染造成的异常。于是她按照医生的指导重新留取尿液送检，复检结果显示所有指标都正常。看来尿常规检查也有很多门道，那么体检者应该注意哪些事项呢？

小课堂

正确留取尿液样本的方法

尿液是肾脏生成的，它的变化也反映着肾脏的变化，所以尿检是肾病早筛最重要的检查之一。但是做尿常规特别要注意样本留取的合格性，不合格的样本会影响检验结果的准确性，从而干扰到临床医生对疾病的判定和诊治。以下几个注意事项要格外留意。

（1）留取清洁中段尿标本送检：即清洁外阴部后，先排出一小段尿液后再留取中间一段（最好是呈线性状态时）。前段尿可能经过尿道和尿道口时被污染，后段尿可能带有膀胱内的杂质，中段尿最能反映肾脏的真实情况，适合尿常规检查。

（2）女性应避开月经期：女性受检者还应避开月经期间留取尿液标本送检。因为经期送检的尿液往往会被误认为血尿，即便是经期即将"干净"时留取的尿液，也易混入肉眼无法看见的红细胞，从而导致指标异常。

（3）最好用晨尿：尿常规检查虽然不受时间的限制，哪个时间段都可以，但是为了检查结果更准，应尽量留早晨的第一次小便，因为晨尿一般在膀胱中的存留时间达 6 ~ 8 小时，其各种成分浓缩，已达到检验或培养所需浓度，有助于提高阳性率，从而发现潜在的肾脏病变。

（4）检查前避免大量饮水和剧烈运动：留尿时，以及前一天晚上，要避免剧烈运动。适量走路不会影响尿检结果，但剧烈运动时，尿蛋白的排泄量会显著增加。同时，饮水量太大会造成尿中成分被稀释，结果可能会超出仪器的低限而无法检测。因此建议检查

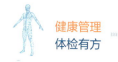
前一天晚上不要大量饮水，尤其是 20 点以后。

（5）尿标本送检不宜超过 2 小时：有的受检者为了方便在家里留好尿带去医院，结果导致尿液放置时间太长，影响检查结果。尿液化学物质和有形成分不稳定，排出后就开始发生物理和化学变化，因此常规必须在排尿后尽快送检，送检时间不要超过 2 小时。

知识扩展

尿常规检查与慢性肾脏病

预防慢性肾脏病的关键在于早期识别和积极管理，尽管尿常规检查是一种快速且经济的肾脏健康评估方法，但它也有一定的局限性。尿常规可能无法检测到所有类型的肾脏疾病，尤其是早期或轻微的病变。例如，它可能无法准确反映肾小管的功能状态，也可能漏掉一些慢性肾脏病的早期迹象。因此，尿常规检查结果正常，并不意味着肾脏完全健康。为了更全面地评估肾脏健康，可能需要结合血液检查、肾功能测试和肾脏影像学检查等其他诊断工具。对于已经存在肾脏疾病风险因素的人群，如糖尿病患者或高血压患者，应控制好血压、血糖，并定期进行尿常规检查和其他相关检查，早期发现肾脏相关并发症。

误区解读

尿常规检查结果异常，需要立即进行治疗

这种说法不完全正确。尿常规检查是一种筛查工具，它可以提示可能存在的健康问题，但并不等同于确诊。异常结果可能是由暂时性因素引起的，如脱水、饮食改变、短期感染等。在发现尿常规检查结果异常时，医生通常会结合受检者的症状、体征，建议进一步检查，如血液检查、肾功能测试或肾脏影像学检查等，以确定异常的原因和程度。此外，可能还需要重复尿常规检查以确认结果的一致性。在得到全面的诊断信息后，医生会根据患者的具体情况制订治疗计划，可能包括生活方式的调整、药物治疗或其他医疗干预。因此，面对尿常规检查的异常结果，首先应保持冷静，遵循医生的建议进行进一步的评估和必要的复查。正确的诊断和个性化的治疗计划对于改善健康状况至关重要。

不可忽视的粪便检查

小李今年40岁，给自己安排了全面的健康体检，然而当他看到粪便检查时，想了想还是放弃了。细问之下原来小李平时有便秘习惯，觉得粪便检查尴尬又没有必要，而且体检当时没便意，取样本不容易，就弃检了。那么粪便检查真的不重要吗？可以随意放弃吗？

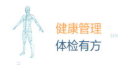
 小课堂

1. 为什么要进行粪便检查

粪便检查作为"三大常规"之一，往往会被忽略。事实上，粪便检查是判断人体健康状况的必要检查项目，也是很多检查所不能替代的。粪便的颜色、性状、隐血等与很多疾病密切相关，比如溃疡、息肉、炎症性肠病、肠道寄生虫感染等，还可以及早发现肠癌，因而，粪便检查也被称作消化道疾病的"报警器"。

2. 粪便检查包括什么

粪便常规的检查内容包括大便颜色、性状、红细胞、白细胞、虫卵以及隐血试验等，这些指标的异常可能提示消化道疾病、寄生虫感染等健康问题。

（1）外观：第一，我们要看一下粪便的颜色，正常人呈黄褐色，如果颜色发白、发黑、发红、发绿，可能是肝胆、胰腺、胃肠

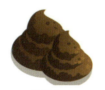
黄褐色
正常粪便

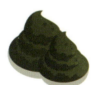
绿色
食用过多绿色蔬菜或肠道功能失调

灰白色
受药物影响或胆道梗阻

黑色
食物影响或上消化道出血

鲜红色或带血
多提示下消化道出血

粪便外观颜色与可能存在的问题

等部位出现了问题。比如大便呈鲜红色，多提示下消化道出血，如痔疮、肛裂、直肠癌等；若为黑色，在排除食用肝脏、动物血、铁剂或某些药物等因素后，多提示上消化道出血。第二，我们要观察粪便的性状，正常粪便为成形软便，如果为稀样便，往往提示消化不良、急性胃肠炎、食物中毒或其他肠道感染等情况，如果细条状、变形或不成形粪便，要警惕肠癌的可能。

（2）镜检指标：正常人粪便中没有白细胞、红细胞，如果查出来有白细胞，说明可能存在肠道炎症，其数量的多少与炎症轻重程度密切相关。如果有红细胞，一般提示有消化道炎症（如结肠炎）或者出血（如痔疮、息肉、肿瘤等）。如果发现有虫卵，提示可能有寄生虫（如蛔虫、钩虫等）感染。

（3）隐血试验：当消化道出血量少（小于 5 毫升）时，往往肉眼看不出来，但粪便隐血试验可以检测出极其微量的出血，如有消化道炎症、溃疡、损伤、肿瘤等，粪便隐血试验结果常为阳性。

 知识扩展

粪便检查需要注意什么

粪便检查这样一项常规的检查项目，看似简单，实际操作起来却并不一般。经常会有人因为标本不合格，需要去重新采集，粪便标本采集的质量，直接影响检查结果的准确性。粪便检测的前 3 天若食用动物性食品（特别是血制品、动物肝脏）和某些蔬菜等，或服用铁剂，会导致粪便隐血结果为假阳性；若是服用维生素 C，则可能会造成结果假阴性。因此，粪便检查前 3 天禁用维生素 C、铁

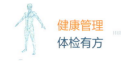

剂、铋剂等药物，也禁止服用止泻药或润肠通便药，以免影响检查结果。女性应避免在月经期留取标本，以免影响结果。采样器皿要保持清洁干燥，避免水或其他物质混入，出现假阴性结果。若粪便外观无异常，可在其表面和深处多部位采集标本。如果有黏液、脓血，也要注意选取。

 误区解读

粪便颜色异常，一定有问题

这种说法不完全正确。粪便是我们身体的晴雨表，很多人都会通过观察自己的粪便来看肠胃的健康情况，比如有的人一看到粪便颜色不对，马上就紧张起来。其实，偶然出现粪便颜色异常不必过于惊慌，粪便颜色往往会受到食物的影响，吃的东西不同，颜色也会随之变化。可以回想一下自己最近有没有吃某些食物或者药物，比如吃了红心火龙果，粪便可能变红；吃了一些绿色蔬菜或者消化不良时可能会出现绿色便；吃了猪血、鸭血或者补血铁剂，可能会有黑便。所以，发现粪便颜色有变化，还需仔细甄别。但是，如果持续出现，或者并没有受到饮食因素的影响而出现这些情况，可能预示着一些消化道问题，这种情况下需要及时就医。

谈"辐"色变，大可不必

李女士今年 25 岁，为全面了解自身健康状况，给自己安排了一次体检。在预约体检过程中，医生了解到，李女士近期频繁出现咳嗽、咳痰症状，于是建议她进行胸部 CT 检查，以评估肺部状况。然而，李女士之前从未做过 CT，一听说要 CT 检查，她强烈排斥并拒绝接受，认为 CT 存在辐射且可能致癌，那么这些辐射真的那么可怕吗？

 小课堂 •••••••••••••••

1. X 射线、CT 检查有辐射吗

X 射线检查在检查过程中确实会产生辐射，平均每进行一次 X 射线检查，机体接受的辐射剂量大约为 0.1 毫西弗，这种剂量的辐射在大部分情况下并不会对身体造成伤害。CT 检查同样是一种利用 X 射线进行扫描的影像学诊断技术，这个过程中也会产生辐射。根据检查部位和方法的不同，一次 CT 检查的辐射剂量大约在 2 ~ 10 毫西弗。随着技术的不断进步，现代的 CT 检查已经尽可能地将辐射剂量降至最低，例如低剂量螺旋 CT 的辐射剂量大约是普通 CT 的 20% ~ 30%，极大减少对身体的影响。

总的来说，虽然 X 射线检查和 CT 检查都会产生辐射，但正常情况下，这些检查所释放的辐射剂量都处于安全范围内。当然，为了避免潜在的辐射风险，非必要情况下不建议频繁进行这些检查。

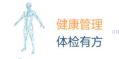
2. 哪些人群需要特别注意含辐射检查项目

孕妇和准备怀孕的妇女对射线特别敏感，辐射可能对胎儿的发育造成不良影响，甚至引发流产。因此，除非在医疗上极为必要，否则孕妇应尽量避免接受含辐射的检查。婴幼儿的身体组织和器官尚未完全发育成熟，对射线的抵抗能力较弱，因此，也应尽量减少不必要的含辐射检查，特别是含高剂量辐射的检查。此外，在为老年人安排含辐射检查时，需要特别谨慎，确保检查的必要性，并尽量减少辐射剂量。

 知识扩展

健康体检时如何科学地减少辐射

在健康体检时，减少辐射的关键在于合理选择和安排检查项目，以及采取一些个人防护措施。以下是一些建议。

（1）选择必要的检查项目：避免过度和重复检查，仅在医生建议下进行必要的检查，不必要的检查可能会增加辐射暴露的风险。

（2）优先选择无辐射量的检查方法：例如，在某些情况下，彩超和 MRI 可能是更合适的选择，因为它们不产生电离辐射。

（3）选择低剂量扫描：如果必须进行 X 射线或 CT 检查，可以使用低剂量扫描技术。这种技术可以在保证诊断质量的同时，降低辐射剂量。

（4）合理安排检查间隔：合理选择检查间隔时间，避免在短时间内多次进行辐射检查，以减少辐射累积效应。

（5）穿戴防护设备：在进行某些辐射检查时，可以穿戴铅衣

或其他防护设备来减少辐射对敏感部位的暴露。

（6）保持良好的生活习惯：保持健康的生活方式和饮食习惯，有助于增强身体对辐射的抵抗力。

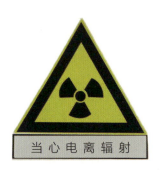

"当心电离辐射"标志

 误区解读

MRI 检查也有辐射

这个说法是不正确的。MRI 检查是利用磁场和射频脉冲产生磁共振现象，通过技术处理和图像重建生成图像。因此，MRI 检查不会对人体造成辐射伤害，是一项安全的医学影像方法，广泛用于临床诊断和治疗。但需要注意的是，该检查不适用于体内有金属植入物或心脏起搏器等设备的患者，孕妇无特殊情况也不建议做 MRI 检查。

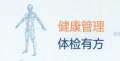
CT 与 MRI 检查有哪些注意事项

　　王女士近期参加公司的年度职工体检，体检项目里包括胸部 CT 检查。体检当日，王女士担心自己佩戴的项链和金属内衣会影响检查结果，且自己已经结婚，做完 CT 检查之后不知道多长时间可以备孕。王女士很困惑，特地向体检医生询问，得到详细解答后，王女士顺利完成了体检，原来影像检查前有这么多"规矩"啊！

 小课堂 · · · · · · · · · · · · · · ·

1. CT 检查的注意事项

　　（1）CT 检查有 X 射线辐射，孕妇及准备怀孕者检查前须告知医生。

　　（2）检查当日，请穿着袖口宽松的衣服，取下手镯、戒指、耳环及项链等饰品，需检查部位的衣服上不要有金属异物。儿童、神志不清、偏瘫及年老体弱者需有人陪同，必要时使用束缚带加以保护。

　　（3）CT 平扫一般不需要特别准备，但对于腹部、盆腔检查患者，要求三日内不得食用含重金属类物质药品及食物、不得行胃肠道钡剂检查，腹部和盆腔检查如需憋小便，待膀胱充盈、尿意明显时告知工作人员。胸部和腹部检查需要进行吸气、憋气训练。做完 CT 检查半年到一年后再备孕。

2. MRI 检查的注意事项

（1）任何金属物品禁止带入检查室。体内有磁铁类物质者，如装有心脏起搏器、动脉瘤夹、人工电子耳蜗、人工瓣膜、金属避孕环、重要器官旁有金属异物残留等，不能进行 MRI 检查。

（2）幽闭恐惧症患者、意识障碍患者、癫痫发作期患者、重症患者，禁做此项检查。

（3）不要穿着有金属物质的衣裤，检查前去除所佩带的金属品，如金属皮带扣、衣扣、钥匙、硬币、打火机、手机、手表以及含铁质成分的项链、耳环、戒指等，信用卡、磁卡等带有磁条的卡类禁止带入检查室。

（4）检查前要向技术人员说明以下情况：①有无假牙、电子耳、义眼等；②有无任何金属或磁性物质植入体内；③近期内有无金属异物溅入体内。

（5）除特殊情况外，妊娠早期慎做。

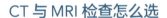

知识扩展

CT 与 MRI 检查怎么选

CT 具有较高的密度分辨率，能够定量测量组织 CT 值，另外能够实现不重叠的横断面图像，而且可进行不同平面重建。在造影剂增强扫描下，可大大提高疾病的检出率，并做出定性诊断。MRI 主要利用质子在人体不同化合物中产生的信号差异对疾病进行诊断，能准确区分病变组织和正常组织，其优势在于组织分辨率非常高、不存在辐射、对于软组织与解剖结构可更清晰地显示。

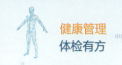
简单来说，如果您遭受了头部撞击等创伤性损伤，首选 CT，因为它能够快速地协助诊断有无骨折、颅内出血等危急情况；如果您患有头痛、癫痫等神经系统疾病或出现了相关症状，首选 MRI，因为它能够有效地展示人体软组织；如果您腹部不适，医生通常会根据具体情况选择 CT 或 MRI；如果您关节有问题，首选 MRI，其检查关节损伤或疾病非常有效；如果您在检查前已经接受了大量的放射检查，更倾向于选择 MRI 以减少辐射暴露。

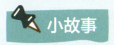

小故事　　CT 机的发明

1979 年，诺贝尔生理学或医学奖颁发给了两个没有任何医学背景的人：科马克和豪斯费尔德，两人不仅互不相识，且都没有博士学位，这在当时引起了巨大的轰动。1957 年，科马克发现人体不同组织对 X 射线的透过率有所不同，为 CT 的发明奠定了理论基础；1967 年，豪斯费尔德产生了计算机断层成像的想法，对 CT 原型机不断改进后，在 1971 年制造了一台用于扫描人脑的 CT 机，二人为 CT 的发展作出了巨大的贡献，CT 也被誉为 X 射线发现以来医学领域最伟大的发明。

造影剂对健康有害吗

王先生在体检过程中发现肝上有一低密度占位，医生解读报告后，建议他做 CT 腹部增强检查来明确诊断。做增强 CT

前需要注射碘造影剂，王先生患有糖尿病，并一直在注射胰岛素，可以做 CT 增强检查吗？

 小课堂

1. 什么是造影剂

造影剂又称对比剂。在健康体检过程中，我们有时会接触到造影剂相关的检查，比如需要进一步检查身体病变或观察心脏等特殊部位时，常需要进行增强检查，即在平扫的基础上，向静脉注射造影剂，造影剂会随着血液循环进入全身组织器官，这时我们可以观察病变组织的血流情况，并与周围正常组织进行对比，有助于进一步诊断。

2. 使用造影剂会有什么影响

目前常用的造影剂是碘造影剂，对于绝大多数人来说，没有特别严重的危害，少数人可能会发生严重不良反应，最常见的为过敏反应，通常表现为轻度的呼吸道、消化道和皮肤反应，如呼吸困难、恶心呕吐、皮疹、红斑、荨麻疹、瘙痒和血管性水肿等，另外也可能会有神经毒性、血管毒性和肾毒性等风险。最严重的不良反应如喉头水肿、支气管痉挛、肺水肿、过敏性休克则罕见。因此，碘过敏者禁止做此检查，过敏体质者应在检查前告知医生，有严重的心、肝、肾疾病，甲状腺功能异常，严重糖尿病，近期使用大量造影剂、肾毒性药物等的患者不宜做此项检查。

总之，我们既要重视造影剂的不良反应，也无需过于恐慌。检查前，请根据医生的要求详细汇报自己的病史、用药情况等，医生会根据具体情况进行评估。

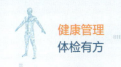
 知 识 扩 展

碘造影剂使用后须"水化"

　　大量碘造影剂注射入人体后可能会产生过敏反应，造影剂主要（约90%）通过肾脏排泄，会加重肾脏负担，严重时会导致造影剂肾病。目前CT增强检查使用的碘对比剂都是非离子型对比剂，相对是比较安全的。

　　检查时，我们常听到医生会嘱咐多喝水，这在医学上又称为"水化"，目的是稀释体内对比剂浓度、促进对比剂排泄、减轻肾脏负担，进一步提高碘对比剂的安全性，预防造影剂肾病。水化的方法包括口服水化（给予饮用水或生理盐水）、静脉水化（给予生理盐水或碳酸氢钠注射液）。对于肾功能正常的患者，口服水化基本能达到目的，而对于肾功能条件比较弱的老年人或者轻度慢性肾功能衰竭的患者，有时还需要静脉水化。

胃肠镜检查该做好哪些准备

　　小王今年40岁，由于工作繁忙、饮食不规律，长期饱受胃病的困扰。他开始关注胃病的治疗与预防，了解到胃肠镜是诊断胃肠道疾病的重要手段。小王咨询了专业医生，医生表示胃肠镜是一种安全、有效的检查方式，虽然检查过程中会有些许不适，但对于疾病的早期发现和治疗至关重要。小王决定接受这项检查，那么胃肠镜检查前要做好什么准备呢？

小课堂

1. 什么是胃肠镜检查

在现代医学的众多诊断手段中，胃肠镜检查以其直观、准确的特性，成为消化道疾病诊断的金标准。简单来说，胃肠镜就是通过专业的内窥镜设备，经口腔或肛门对消化道内部进行直观的观察，可以发现胃肠道内的炎症、溃疡、息肉、肿瘤等病变，还可以通过取样活检来明确病变性质，以便医生能够及时进行诊断和治疗。胃肠镜分为普通胃肠镜和无痛胃肠镜，无痛胃肠镜检查会进行全身麻醉，受检者多处于无意识状态，检查的不适较少。但对于麻醉药物过敏或合并基础疾病、有麻醉风险的受检者，普通胃肠镜更安全。

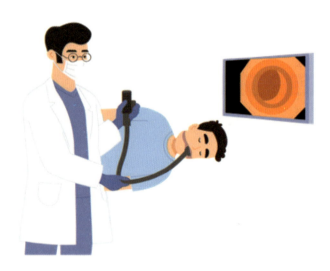

胃镜检查方式示意

2. 胃肠镜检查该做好哪些准备

（1）评估准备：在胃肠镜检查前，医生会对受检者进行评估，

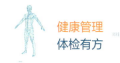

包括询问病史、体格检查、实验室检查（血常规、凝血功能、传染病四项、心电图）等，确定受检者的身体健康状况能够耐受胃肠镜检查。而受检者应如实向医生提供自己的健康状况和病史信息，如合并高血

轻松应对胃肠镜检查

压、糖尿病、高脂血症等疾病，或服用抗凝、抗血小板药物等，以便医生制订合适的检查方案。

（2）饮食准备：检查前2～3日，少渣或无渣饮食，禁食高纤维、粗纤维食物，麻醉前8小时禁食，4小时禁饮。

（3）肠道准备：按检查须知服用清肠药物以做好肠道清洁，以及辅助药物如二甲硅油等。

（4）其他准备：须有家属陪同检查，不要自行开车前往医院，检查当日穿宽松衣物等。

 知识扩展

什么情况下需要做胃肠镜检查

胃肠镜检查对于消化系统疾病的筛查与诊治十分重要，有下列这些情况时，需要加强重视，必要时进行胃肠镜检查。

（1）有消化道疾病症状：如出现胃痛、胃胀、反酸、恶心、呕吐、腹泻、便秘等消化道不适症状时，可能需要进行胃肠镜检查。这些症状可能是由胃炎、胃溃疡、十二指肠溃疡、胃食管反流等疾病引起的，通过胃肠镜检查可以直观地观察病变部位，为医生提供诊断依据。

（2）消化道肿瘤筛查：胃肠镜检查是消化道肿瘤筛查的重要

手段之一。对于年龄较大、有消化道肿瘤家族史或长期存在消化道不适症状的人群，定期进行胃肠镜检查有助于早期发现消化道肿瘤，提高治愈率。

（3）消化道出血原因诊断：当有呕血、黑便等消化道出血症状时，胃肠镜检查可以迅速定位出血部位，明确出血原因，为制订治疗方案提供有力支持。

（4）消化道异物取出：如果不慎吞入异物，如硬币、鱼刺等，且异物卡在消化道内无法自行排出，此时需要借助胃肠镜进行异物取出。胃肠镜技术能够在不损伤消化道的情况下，准确地将异物取出，避免患者遭受更大的痛苦。

（5）消化道手术前评估：在进行消化道手术之前，通常需要进行胃肠镜检查以评估患者的消化道状况。这有助于医生了解患者的病变范围、严重程度以及手术难度，从而制订更加合理、科学的手术方案。

 误区解读

胃肠镜检查非常痛苦

这种说法不正确。实际上，无痛胃肠镜检查已经广泛应用于临床，通过使用麻醉药物，使受检者在检查过程中处于睡眠状态，从而避免了疼痛和不适。胃肠镜检查的舒适度和安全性，与医生的操作经验和技术水平密切相关。经验丰富的专业医生能够熟练掌握检查技巧，减少受检者的不适感，并降低并发症的风险。虽然胃肠镜检查本身并不痛苦，但受检者的配合和心理准备同样重要。在检查

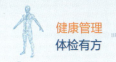
前，受检者应充分了解检查过程和注意事项，保持放松的心态。同时，按照医生的指导进行饮食和药物调整，有助于更好地完成检查。因此，无需过分担忧和恐惧。正确认识胃肠镜检查的重要性和必要性，积极配合医生的治疗建议，才是维护健康的关键。

胃肠镜检查之后需要注意什么

于先生最近总是腹痛，伴有腹泻，在医生的建议下，他决定接受无痛胃肠镜检查。他预约了检查时间，并做好了一系列检查前准备，检查当日在家属的陪同下来到消化内镜室，按照医生的指导，顺利地完成了这次胃肠镜检查。那么胃肠镜检查之后我们需要注意什么呢？

 小课堂

1. 胃肠镜检查之后需要注意什么

由于无痛胃肠镜需要使用麻醉药，在术后清醒初期，需要经历一段时间的观察，状态完全清醒后由麻醉医生评估通过，方能在家属的陪同下离开医院。期间，可能会出现头重脚轻、动作不协调的现象，容易摔倒，家属需要特别留意。

术后 24 小时内，不可以饮酒、驾车或操作复杂的机器或仪器，不要登高，注意休息。术后 2 小时可以饮水，4 小时后可以从少量清淡的流质开始饮食（以清淡易消化的食物为主），逐步过渡到正常饮食。如果术中取活检的受检者，要保持 1～2 天的半流质

饮食，如烂面条等，避免过烫饮食。同时，注意卧床休息，3天内不要进行剧烈的体力活动。

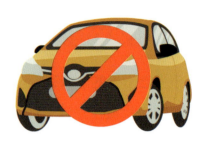

行无痛胃肠镜后 24 小时内
不能驾车

在胃肠镜检查后，医生可能会为患者开具一些药物，如止痛药、抗生素等，以缓解不适或预防感染。受检者应按照医生的指示正确使用药物，避免自行增减剂量或停药。如果出现呕血、黑便或严重的腹痛腹胀的情况，请立即就医。

2. 胃肠镜报告怎么看

一份标准的胃肠镜报告通常包括患者的基本信息、检查方法、检查所见、病理结果以及医生的诊断和建议等部分。

首先，解读胃肠镜报告需要关注病变的描述和特征。医生在报告中会对观察到的病变进行详细的描述，包括病变的位置、大小、形态、颜色等特征。同时，还会记录病变与周围组织的关系，以及是否存在出血、溃疡、息肉等情况。

其次，解读胃肠镜报告还需要关注病理结果。病理结果是判断病变性质的金标准，通过病理切片检查可以确定病变是良性还是恶性，以及恶性病变的类型和分期。因此，在解读报告时，需要仔细查看病理结果部分，并理解其含义和临床意义。

最后，解读胃肠镜报告还需要结合临床医生的建议进行综合考虑，包括药物治疗、手术治疗等。在解读报告时，需要认真听取医生的建议，并结合患者的实际情况进行综合考虑，制订个性化的治疗方案。

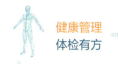
 知识扩展

胃镜报告常见的诊断有哪些

（1）反流性食管炎：是由食管抗反流功能下降、食管清除能力降低以及食管黏膜防御屏障作用减弱等因素引起的食管黏膜破损。

（2）萎缩性胃炎：是一种以胃黏膜上皮和腺体萎缩为特征的慢性消化系统疾病。在该疾病中，胃黏膜变薄，黏膜基层增厚，可能伴有幽门腺化生和肠腺化生，或有不典型增生。

（3）非萎缩性胃炎：由多种病因引起的胃黏膜慢性炎症。与萎缩性胃炎不同的是，有胃黏膜的萎缩性改变，但还没达到萎缩性胃炎的诊断标准。

（4）消化性溃疡：主要指发生于胃和十二指肠的慢性溃疡，其形成有各种因素，其中酸性胃液对黏膜的消化作用是溃疡形成的基本因素。

（5）胃息肉：是指胃黏膜表面长出的突起状乳头状组织，可分为增生性息肉、腺瘤性息肉、错构瘤息肉、胃底腺息肉等。

 误区解读

有不适的消化道症状才需要做胃肠镜

这种说法不完全正确。许多人认为，只有在出现消化道症状时才需要进行胃肠镜检查。实际上，很多消化道肿瘤早期是没有明显症状的，这就强调了胃肠镜检查的重要性。定期的胃肠镜检查可以帮助早期发现息肉、溃疡和肿瘤等潜在的健康问题，从而及时治

疗。一般来说，专家建议在 40 岁以后开始定期进行胃肠镜检查，医生会根据胃肠镜检查的结果，进一步给出复查随诊的建议。有消化道疾病或肿瘤家族史的人群应尽早开始胃肠镜检查，及时发现潜在问题，为治疗提供更多机会。

妇科检查准备怎么做

王女士今年 24 岁，已婚未育，今年首次参加体检，对于体检项目中妇科检查有点不知所措，她询问了周围的女同事关于妇科检查的内容，同事们的回答各不相同，她不知道该听谁的，那么面对妇科检查，她该如何做准备呢？

 小课堂 ● ● ● ● ● ● ● ● ● ● ● ● ● ● ● ●

1. 妇科检查前的准备工作

妇科检查的目的是保护女性生殖健康、预防和早期发现妇科问题，以及提供个性化的保健和生育咨询。做好妇科检查前的准备工作不仅关乎检查的准确性和有效性，还直接影响到女性的健康管理和疾病预防。因此需做好以下准备事项。

（1）确定检查时间：女性月经期间不宜进行妇科检查，因为这可能会导致细菌感染和炎症，同时月经血也可能影响检查结果。一般在月经干净 2 ~ 3 天后较适合进行妇科检查。

（2）检查前准备：妇科检查前一天晚上应进行淋浴，但避免在阴道内用药或进行阴道清洗，以免影响样本的采集和检查结

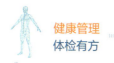
果。同时，避免性生活，因为男性的精液和避孕套上的润滑剂等可能会干扰医生的判断。检查当天应穿便于穿脱的衣服，方便进行检查。

（3）携带卫生用品：可以根据个人需要提前准备好洁净的内裤用于更换，也可以准备一些卫生纸和卫生巾以备不时之需。

（4）其他注意事项：检查时要告知医生既往病史，可以将病历资料和检查单等一并带上，以便医生能够更全面地了解你的身体状况。

 知识扩展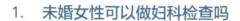

1. 未婚女性可以做妇科检查吗

通常而言，未婚女性不建议做阴道彩超、阴道窥阴器检查、阴道－腹部双合诊检查，这可能会对处女膜造成损伤。但是，这不是绝对的，未婚女性可以根据自身情况和医生建议，选择适合的妇科检查项目。如果有任何疑问，可以在检查前与医生进行沟通，充分了解自己的身体状况和检查目的后进行选择。

2. 未婚女性可以做的检查项目

（1）腹部彩超：了解子宫、附件和腹腔部位的疾病，由于不需要进入阴道内检查，所以不会对未婚女性造成负面影响。

（2）白带常规：通常是用棉签蘸取阴道口的分泌物进行化验，不会进入阴道内部，因此未婚女性可以做。

（3）直肠－腹部双合诊检查：探查子宫、附件等情况。

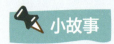 **小故事**　　妇科检查的发展历史

在古埃及，人们开始对女性生殖健康有所关注，并留下了最早的涉及妇产科学的医学文献之一《Kahun妇科纸草书》。后来，索拉努斯撰写的《论妇女病》详细论述了月经、避孕、分娩、婴儿护理等内容，为后世的妇科检查提供了重要参考。到了文艺复兴时期，随着解剖学、生理学等学科的快速发展，人们对人体结构和功能有了更深入的认识。进入近现代以来，随着医学技术的不断进步和医疗设备的不断更新换代，妇科检查得到了飞速发展。例如，窥阴器的发明、腹腔镜技术的应用，细胞学、病理学等学科的发展以及肿瘤标志物等检测手段的出现和应用等。如今，妇科检查已经成为女性健康管理的重要组成部分之一。通过定期的妇科检查可以及时发现和治疗各种妇科疾病如宫颈癌、子宫肌瘤、卵巢囊肿等，从而保护女性的生殖健康并提高其生活质量。

妇科检查后出血该如何应对

王阿姨今年60岁，做完妇科检查后发现有少量阴道出血，但并没有出现腹痛腹胀等其他情况。王阿姨以前从未遇到出血情况，有点紧张，赶紧找到体检时妇科检查的医生，询问妇科检查后出血正常吗？是不是有妇科疾病啊？

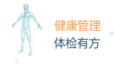 **小课堂**

1. 为什么妇科检查后会出血

部分女性在妇科检查后会有出血情况，尤其是绝经后女性，由于雌激素降低，阴道黏膜变薄，妇科检查时很容易出血。此外，还可能因为宫颈有病变，如宫颈炎、宫颈癌前病变或宫颈癌，局部血管脆弱，导致触之易出血。因此，妇科检查后少量、短暂的出血是有可能的，但如果出血量和出血时间明显异常，则需要引起注意。

2. 妇科检查出血应如何处理

如果发现少量出血，首先应观察和休息，避免剧烈运动。如发现量稍大，可以使用消毒纱布轻压阴道壁出血点，同时卧床休息，此方法可以直接压迫止血，减少出血量。

如果无法自行止血，出血持续或加剧，建议尽快前往专科就诊，医生可能会采取药物的方式进行治疗。

（1）抗炎药物：根据医嘱选择合适的药物，这些药物能够抑制前列腺素合成，减少炎症反应及相应组织损伤导致的出血。

（2）止血药物：如果出血较多，在医生指导下服用止血药物，这些药物具有收缩血管以及促进凝血的功效，进而达到止血目的。

（3）激素疗法：对于因妇科检查后引起的暂时性内分泌失调所致出血，可以通过口服或注射雌激素、孕激素等药物来调节生殖系统功能，改善出血状况。

对于复杂或持续性的异常出血病例，可能需要进一步检查和治疗，进行子宫内膜刮除术，并将内膜送病理检查。同时，发现有出血后，也要避免进行可能导致感染的行为，保持阴部清洁干燥，穿

着透气舒适的棉质内衣。保持情绪稳定，避免过度紧张和焦虑，才有助于身体恢复。

知识扩展

如何区分妇科检查后的正常出血与异常出血

在区分妇科检查后的正常出血与异常出血时，可以从出血量、出血时间、颜色与质地、伴随症状几个方面进行观察和判断。我们可以首先观察出血量：如果出血量较少，且随时间逐渐减少，可能是正常出血；出血量较多且持续不减，则可能是异常出血。其次注意出血时间：正常出血一般在检查后短时间内停止；而异常出血可能持续数天至数周。同时留意伴随症状：如果伴随有腹部疼痛、分泌物增多、有异味等症状，则可能是异常出血。如果无法确定出血是否正常，或者出血情况持续加重，建议及时就医，以便医生进行进一步的诊断和治疗。

误区解读

妇科检查后出血说明有伤害，下次不查了

这种说法是片面的。妇科检查是女性健康的重要组成部分，可以帮助女性及时发现和治疗各种妇科疾病。即使妇科检查后出现了出血，也不应因此否定妇科检查的必要性和重要性。正确的做法是，应保持冷静和理性，避免陷入上述误区。同时，注意观察出血情况，如有需要，及时就医，以便医生进行准确的诊断和治疗。

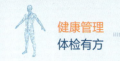
动态心电图/动态血压检查该怎么做

　　王先生平时工作繁忙，经常熬夜加班至深夜，最近出现头疼、心慌、胸口发闷症状，考虑到自己有高血压，一直也没管，加上从未检查过身体，于是想预约一个比较全面的体检。体检医生结合王先生的个人情况，建议他做动态心电图和动态血压检查，王先生听说这两个项目都需要 24 小时监测，过于复杂，这两项检查到底要怎么做准备呢？

 小课堂 ● ● ● ● ● ● ● ● ● ● ● ● ●

1. 动态心电图检查的准备和注意事项

　　动态心电图检查是在受检者日常生活状态下连续 24 小时或更长时间记录其心电活动的全过程，并借助计算机进行分析处理，最后形成数据报告。在进行检查前，建议做好下面这些准备。

　　（1）皮肤准备：检查前一天保持胸部皮肤清洁，避免使用可能残留在皮肤上的油脂或化学物质。检查当天不建议洗澡。检查时贴片区域皮肤宜保持干燥，避免出汗。

　　（2）着装建议：建议穿宽松、全棉内衣，以便于佩戴电极和监测。女性患者应避免穿连衣裙，以免影响电极的佩戴和监测效果。

　　（3）避免干扰：佩戴仪器期间避免进行 MRI、CT、X 射线、彩超、脑电图、肌电图等检查，以免干扰动态心电图检测。远离强

电磁干扰，避免使用微波炉、电磁炉等可能产生电磁干扰的设备。冬季不使用电热毯，以免干扰心电信号。

（4）活动记录：注意填写活动记录单，按时间顺序记录检查期间身体不适及用药情况，为医生分析提供准确参考。

（5）生活习惯：佩戴动态心电图记录仪后，日常起居和平时一样，如上班、散步、简单家务等，不用刻意休息、少动。尽量避免扩胸运动、举重、跳舞、跑步等，以防心电图波形失真或电极片脱落。

（6）药物使用：如在检查前服用了药物，请告知医生，因为某些药物可能会影响心电图结果。

2. 动态血压检查的准备和注意事项

动态血压检查是使用动态血压记录仪，连续 24 小时监测血压，能比较客观地反映患者实际的血压状况。与动态心电图检查类似，需要做好以下准备。

（1）避免创伤：尽量避免所检测的肢体创伤，如采血等操作，以免影响血压监测的准确性。

（2）体位姿势：动态血压监测时袖袋一般戴在左上臂，请尽量保持上臂不动且下垂的姿势。身体尽量不要做大幅度运动，以免影响血压监测结果。

（3）生活习惯：监测期间，请尽量留意自身状况，并做到及时记录，有利于分析血压变化的原因。

（4）药物使用：如在检查前服用了药物，请告知医生，因为某些药物可能会影响血压监测结果。

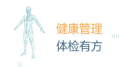
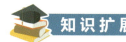

知识扩展

动态心电图检查过程中出现意外情况怎么办

在佩戴动态心电图监测设备的过程中，可能会出现多种意外情况，及时的处理可确保检查的准确性和有效性。以下是一些可能出现的情况及其应对措施。

（1）电极片脱落：监测过程中，电极片有可能因为出汗、皮肤油脂过多或电极片固定不当而脱落。如果脱落时间很短，及时复位电极片即可；如若脱落时间较长，应前往医院重新佩戴；另外为了防止电极片脱落，应避免双上肢大幅度的动作。

（2）电磁干扰：在接近强电磁源如微波炉、电磁炉时，可能会导致心电图波形失真。所以应该尽量远离这些干扰源，若是遇到干扰，应及时记录干扰发生的时间和情况，以便医生分析时作参考。

（3）设备故障：记录仪自身可能出现故障，如无法正常工作或显示异常。这时不要自行拆卸或修理设备，应立即联系医生或医院，寻求技术支持。

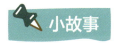 小故事　**动态心电图的发明**

在动态心电图的发展史上，不得不提到一位美国科学家——霍尔特（Holter）。他起初就读的是化学专业，但后来对生物遥测技术产生了浓厚兴趣，开始了生物电学方面的研究工作。1947年，霍尔特与同事应用生物遥感和遥测技术首次成功记录了一名正在活

动之中男孩的脑电图，并很快将这一成果转化在心电上，因此动态心电图也被称为 Holter 心电图。最初的动态心电图记录仪重达 85 磅（约 39 公斤），是一个需要背在后背的"大家伙"。而随着晶体管的发明和后期电子技术的发展，记录器变得越来越轻便。霍尔特近 30 年的努力最终使得动态心电图在临床大规模应用，为心脏病患者提供了更为准确和全面的诊断手段，尤其在心律失常和心肌缺血的检测方面具有重要意义。

体检过程中感到头晕眼花该如何应对

小明从小就很怕打针，每次打针或是抽血都会觉得头晕目眩。大学毕业，小明如愿以偿地找到了一份心仪的工作。这天正是他参加入职体检的日子，很多年没有抽过血的小明在排队时突然紧张了起来，越想心里越害怕，豆大的汗珠顺着面颊流了下来，他不停安慰自己，小时候是认知不全，才会觉得害怕，如今长大了，一定没有问题。他战战兢兢地完成了抽血，正准备起身长舒一口气的时候，突然感觉眼前一黑，晕了过去……

 小课堂

1. 为什么会在体检过程中发生晕厥

一般而言，对于大多数没有严重基础疾病的人，健康体检的过程不会有什么风险，但不排除会发生一些突发情况，最常见的就是晕厥。体检中造成晕厥的原因有很多，比如晕血、晕针、低血糖和

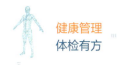

体位性低血压等。

晕血、晕针很多时候是由于精神高度紧张、恐惧、外部环境刺激、自身身体状况不佳等因素叠加造成的。由于体检时，大多数项目是需要空腹的，低血糖的情况也时有发生。再者就是体位性低血压，是人在突然改变位置时，如从卧位突然转变为站位时，血压显著下降，大脑短时间内供血不足，发生头晕、跌倒甚至晕厥的情况，特别是老年人、体质较弱、长期不锻炼的人群更容易出现。

2. 发生晕厥情况该如何处理

如果自己知道曾经发生过晕血、晕针的情况，在抽血前可以提前告知工作人员。一旦感觉自己有头晕、心慌、出冷汗、四肢无力等症状，不要立即起身，在工作人员的协助下立即采取平卧位，测量生命体征，待症状缓解后，转移到空气流通、安静的地方休息，必要时补充一些温水或电解质水。一般情况下，3～5分钟可以好转，如果没有好转或持续加重，则应该寻求进一步的帮助。

对于低血糖，年老体弱人群，尤其是糖尿病患者，建议体检时自备一些糖果、少量果汁等，感觉到有低血糖的反应，如头晕、心慌、发抖、出冷汗等，停下休息并吃一些食物，严重时也与现场工作人员联系，测量血糖，确定为低血糖，可以直接口服葡萄糖水。

对于体位性低血压，由于体检中有一些项目是需要平躺完成的，在起身的时候我们特别需要注意，避免快速站立。而一旦在起身后觉得头晕目眩，应该及时坐下或躺下，抬高双腿来缓一缓，必要时寻求医务人员的帮助。

当然，在体检过程中，无论发生任何情况，第一时间告知医务人员以及寻求帮助是十分重要的。处理完紧急状况后，也需要进一

步排查原因，发现潜在隐患。

 知识扩展

迷走神经与晕血、晕针

晕血、晕针并不是简单的"吓晕了"，它是一系列复杂的神经生理作用的结果，而这就不得不提到迷走神经。

"迷走"一词源于拉丁语中的"流浪"，这也是迷走神经的"生动写照"。迷走神经是我们的第 10 对脑神经，也是脑神经中长度最长、分布最广的一对，它影响着心脏、胃肠、呼吸、免疫等多种器官和功能。迷走神经中含有副交感神经纤维，这类神经纤维主要负责"休息和消化"的生理反应，能让人放松、心率下降，与负责"战斗和逃跑"等应激性反应的交感神经相拮抗。在正常情况下，它们是互相协调的，从而维持身体内环境的稳定。当晕血、晕针发生时，由于血管迷走神经反应被过度激活，导致心率显著下降，血压降低，进而引起短暂的意识丧失。所以，晕血、晕针并不能算作一种"疾病"，也不是一个人胆小怯懦的表现。

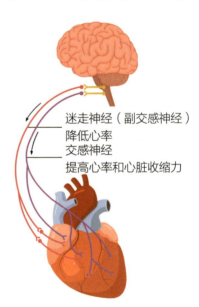

迷走神经（副交感神经）
降低心率
交感神经
提高心率和心脏收缩力

副交感神经与交感神经对心脏的调节作用

答案：1. B；2. B；3. √

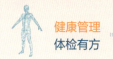
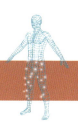

健康知识小擂台

单选题：

1. 健康体检前，对于长期服用降压药物的高血压患者，正确的做法是（　　）

    A. 体检前停药一天

    B. 体检前继续服药，并告知医生

    C. 体检前将药物减半服用

    D. 体检前停药，并在体检结束后立即服药

2. 尿常规检查时，应该留取哪种尿液标本（　　）

    A. 前段尿　　B. 中段尿　　C. 后段尿　　D. 全段尿

判断题：

3. 如果必须进行 X 射线或 CT 检查，可以使用低剂量扫描技术，在保证诊断质量的同时降低辐射剂量。（　　）

合理准备，让健康体检
更高效自测题

（答案见上页）

读懂报告，
让健康体检
更有效

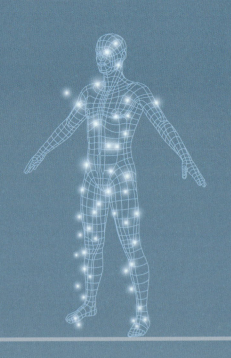

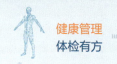
完成体检并不意味着是这场"健康之旅"的终点，学会看懂体检报告中的内容并合理应对，才能更好地发挥健康体检的作用。面对报告里的众多数字、箭头和专业术语，置之不理或者过度焦虑都不是正确的做法。那么，该如何理解这些结果呢？在本章中，我们将介绍健康体检报告的内容组成，并对常见检查项目，如一般检查、眼科检查、耳鼻喉与口腔检查、实验室检查、心电图检查、彩超检查、CT 检查等的结果进行解读，帮助您看懂健康体检报告，以科学的方式对待健康体检之后的环节。

健康体检报告由哪些内容组成

王先生上个月给家人都安排了健康体检，这天拿到了体检报告，王先生犯难了，面对那厚厚的一沓报告，根本不知道从哪儿开始看。对比之前自己单位安排的体检所拿到的报告，看起来又不太一样。王先生想知道，一份健康体检报告内容那么多，具体包括哪些方面呢？

 小课堂

健康体检报告一般包含哪些内容

健康体检报告是一份关于个人身体健康状况的详细记录，也是一份专业医疗文书。它包含了多个方面的检查数据和评估结果，为个体提供了全面的健康信息。以下是健康体检报告的基本组成部分。

（1）基本信息：在体检报告的开头会首先列明个人的基本信息，如姓名、性别、年龄、联系方式等。同时，还会记录体检日期、体检机构等相关信息，以便于个体查阅和跟踪健康状态。

（2）主检报告：主检报告是一份体检报告中最为核心的部分，它是对体检结论和建议的汇总，体检医生根据各项检查结果对个体的健康状况进行综合评价，并针对性地提出相应的健康建议，比如就诊科室、复查随访时间等。这不仅对后续专科医生的诊断和治疗起着辅助作用，也对受检者的自我健康管理起着重要的指导作用。

（3）检查报告：这部分在整份体检报告中占篇幅最多，是将各项检查结果分门别类地罗列出来，使得受检者和医生能查看具体内容。通常会包含体格检查记录、检验报告和医学影像检查报告等。

 知识扩展

体检结论与建议的重要意义

体检报告结论与建议作为健康管理的关键环节，对个体的健康维护与疾病预防具有重要意义，它可以帮助我们了解以下与个人健康息息相关的信息。

（1）早期疾病预警：帮助人们及时发现潜在的健康问题，提醒受检者关注可能存在的疾病风险，从而及时进行干预和治疗，防止疾病的恶化。

（2）健康风险评估：帮助受检者了解自己的健康风险水平，为后续的健康管理提供依据。

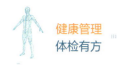

（3）个性化健康管理：根据个体的具体情况，制订针对性的健康建议和管理方案，包括饮食调整、运动建议、药物治疗等，使健康管理更加精准、有效。

（4）疾病预防指导：定期体检、接种疫苗、避免不良生活习惯等，有助于受检者增强健康意识，积极采取预防措施，降低疾病发生的风险。

（5）生活习惯改善：促使人们改变不良的生活习惯，帮助受检者逐步养成健康的生活习惯。

（6）提高生活质量：健康的身体是享受美好生活的基础，良好的健康状态有助于人们更好地投入工作、学习和生活，提升幸福感和满足感。

（7）减轻医疗负担：早期发现和治疗疾病可避免疾病的恶化和并发症的发生，从而减少医疗费用的支出。

 误区解读

体检结论建议越多，疾病越严重

这个说法不完全正确。当体检结论中有多条建议时，首先要明确这些建议并不直接等同于疾病的严重性。体检异常结果通常会分为主要健康问题、次要健康问题、异常阳性指标和健康风险。主要健康问题应该是我们需要重点关注的部分，比如说癌症、肿瘤标志物增高等，需要进一步检查明确或者专科就诊；次要健康问题相对于主要健康问题则没有那么严重，比如一些良性小结节、超重等问题，需要定期观察随诊或调整生活方式。而异常阳性指标一般是复

查或每年定期体检就可以。所以说，体检结论中的建议有时候虽然看着多，其实大多数指标定期复查即可，并不是疾病本身特别严重。我们要科学、合理地对待体检建议，并根据建议进行相应的生活习惯和心态上的调整。

肥胖，光看体重还不够

小丽今年 28 岁，平时爱吃各种美食。这次她参加单位体检，测量了腰围为 82 厘米，体检医生告诉小丽，她这种情况属于向心性肥胖前期，小丽非常疑惑不解，自己的体重也就 55 千克左右，看起来还挺"匀称"，怎么就成"胖子"了呢？

 小课堂

体重、腰围与肥胖

人们通常将肥胖与体重联系在一起，认为体重增加就是肥胖。然而，光看体重并不足以全面评估肥胖带来的健康风险。BMI 和腰围是常用于判断超重和肥胖程度的指标。BMI 是通过测量身高、体重，根据体重 / 身高的平方（千克 / 米^2）得出，我国成年人体重判定标准如下。

体重过低：BMI < 18.5 千克 / 米^2。

体重正常：18.5 千克 / 米^2 ≤ BMI < 24.0 千克 / 米^2。

体重超重：24.0 千克 / 米^2 ≤ BMI < 28.0 千克 / 米^2。

体重肥胖：BMI ≥ 28.0 千克 / 米^2。

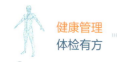

不过，BMI 也有一定的局限性。首先，BMI 无法区分脂肪和肌肉重量，有时候肌肉发达的人群（如运动员）可能会被错误地归类为肥胖。其次，BMI 未能考虑脂肪的分布情况，而脂肪分布是影响健康风险的重要因素。所以，我们还可以通过腰臀比、腰高比、体脂百分比和身体构成比例来综合评估。

对于腰围，成年男性 85 ~ < 90 厘米，成年女性 80 ~ < 85 厘米可判断为向心性肥胖前期；成年男性 ≥ 90 厘米，女性 ≥ 85 厘米可判断为向心性肥胖。向心性肥胖会导致健康风险显著增加，这是因为腰部脂肪通常包括内脏脂肪，而内脏脂肪比皮下脂肪更具有代谢活性，会分泌多种有害物质，如炎症因子和自由基，增加胰岛素抵抗和炎症反应，从而导致代谢紊乱。

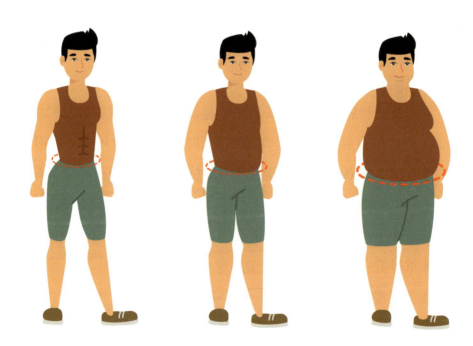

腰围与向心性肥胖

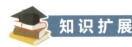 **知识扩展**

腰臀比、腰高比、体脂百分比能反映什么

腰臀比和腰高比是评估脂肪分布的另一组常用指标。腰臀比通过腰围除以臀围得出，能够反映脂肪在腰部和臀部的分布情况，男性腰臀比超过 0.9，女性腰臀比超过 0.85 时，健康风险将显著增加；相比之下，腰高比是腰围与身高的比值，它被认为是更好地预测代谢健康的指标，腰高比超过 0.5 通常意味着较高的健康风险。体脂百分比是指身体内脂肪占总体重的比例，比如虽然两个人体重相同，但体脂百分比不同，他们的健康状况也会不相同。身体构成比例包括肌肉、脂肪、骨骼肌和其他组织的比例，肌肉比脂肪更重，但更健康。因此，一个肌肉发达的人可能比一个体脂含量高的人更重，但从健康的角度来看，前者更健康。

 误区解读

不存在健康的"胖子"

这个说法不完全正确。近年来，有这样一个观点，认为一个人即使超重、肥胖，只要目前代谢正常，没有高血压、高血糖和血脂异常等，就是一个健康的"胖子"。然而，代谢正常可能只是暂时的状态，而疾病可能已经在悄悄"萌芽"，例如是否存在胰岛素抵抗，是否处于高血压前期等等。研究表明，即使代谢正常，肥胖人群的全因死亡率也相对更高。因此，肥胖终究是健康之路上的"绊脚石"，无论是否存在代谢异常，都应该尽可能地管理好体重。

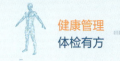
正确理解血压

李女士今年 50 岁，最近一段时间总是头晕。今天参加单位体检，一量血压 140/90 毫米汞柱，医生告诉她，回家要继续监测血压，若是多次血压偏高，需要警惕患上高血压。李女士有点疑惑：为什么要我回家持续监测呢？量一次为什么不能说明问题呢？回家该怎么测量啊？

 小课堂 ● ● ● ● ● ● ● ● ● ● ● ● ● ● ● ●

1. 什么是血压

血压是指血液在血管内流动时对血管壁产生的压力，通常我们所说的血压是指动脉血压。心脏收缩时，大动脉里的压力最高，这就是我们说的"收缩压"或"上压、高压"；心脏舒张时，大动脉里的压力最低，称为"舒张压"或"下压、低压"。血压受到多种因素的影响，并且在一天 24 小时内以及一年四季中都会呈现波动。要正确理解血压，就要明白单次测量血压并不能完全反映这些变化情况。

2. 如何正确测量血压

测量血压最好选择在固定时间比如早上起床后、服降压药和早餐前、排尿后等。测量前安静休息至少 5 分钟，取坐位测量上臂血压，上臂应置于心脏水平。推荐使用经过验证的上臂式医用电子血压计，使用标准规格的袖带，臂围大者（＞32 厘米）应使用大袖带，臂围小者（＜24 厘米）应使用小袖带。

首次应测量左右上臂血压，以血压读数较高的一侧作为测量的上臂，比如右上臂血压高，应相隔 1～2 分钟再测量 1 次右上臂血压，取 2 次右上臂血压的平均值记录。如果收缩压或舒张压的 2 次读数相差 5 毫米汞柱以上，应再测量一次，取 3 次读数的平均值。

对初诊高血压者或血压不稳定高血压者，每天的早晨和晚上测量血压，每次测 2～3 遍，取平均值，需在家连续测量血压 7 天，取后 6 天血压平均值记录。血压控制平稳且达标者，可每周自测 1～2 天血压，早晚各 1 次。

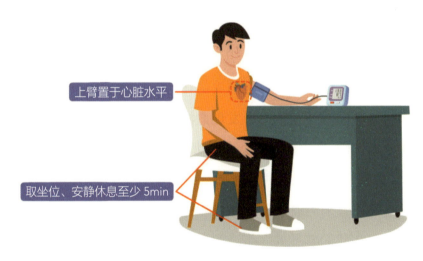

上臂置于心脏水平

取坐位、安静休息至少 5min

测量血压的正确姿势

知识扩展

白大衣高血压及隐匿性高血压

白大衣高血压是指在不同的时间点，在诊室内测量血压超过正常上限，而在医疗场所之外 24 小时动态血压监测正常，并排除其

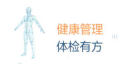
他疾病引起的高血压。对于没有危险因素的白大衣高血压者，暂时不需要药物治疗。

隐匿性高血压是血压异常变化的一种特殊类型，主要表现为在诊室测量血压时，血压小于 140/90 毫米汞柱，但是动态血压监测或者在家庭自测血压提示血压 ≥ 135/85 毫米汞柱，其心血管疾病事件发生的风险比正常或者血压控制良好的患者明显升高，因此需要降压干预。

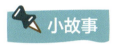 **血压的"时间之旅"**

世界上第一次被记录的血压值是一匹马的。1733 年，一位叫斯蒂芬·海尔斯的牧师将一匹马放倒在地，切开了马的颈动脉，把玻璃管的一端插入颈动脉内，发现血液立即进入玻璃管内并高出地面 270 厘米。因此，将这匹马的颈动脉血压表示为"270 厘米血柱高"，这是人们首次直接测量血压。1830 年左右，法国的一位医生发明了水银柱管来测血压，描述血压的单位也就从高度（英尺或英寸）变为现在我们熟悉的"毫米汞柱"。1856 年，法国一位外科医生切开患者的肱动脉并连接到水银柱管中，首次测量到了人的动脉血压。1905 年，俄国一位医生发明了袖带加压法测血压的方法。从此，人类跨入了无创测血压的时代，这种方法一直沿用到现在。

如何解读血常规报告

小新最近参加了单位健康体检，刚拿到体检报告，面对血常规化验单的一堆指标一头雾水，"医生，我这上上下下的箭头是什么意思啊？这血液中的白细胞、红细胞、血小板都代表什么啊？"那么，当我们拿到血常规报告时，面对这么多数据，应该主要看哪些内容呢？

 小课堂

认识"血液三兄弟"，读懂血常规报告

血常规作为"三大常规"之首，是临床及健康体检中最常见、最基本的检查项目，对感染、贫血等疾病的评估诊断都起到了很好的指导作用。血常规检查结果看起来很复杂，但其实没那么难懂。下面我们来重点认识一下"血液三兄弟"——白细胞、红细胞、血小板。

（1）白细胞：血液中的白细胞像人体中的卫士，当有外敌如细菌、病毒等入侵时，白细胞冲在前线将它吞噬杀灭。如果白细胞增高，可能提示我们的体内有炎症。白细胞分类包括中性粒细胞、嗜酸性粒细胞、嗜碱性粒细胞、淋巴细胞和单核细胞5种，它们分工不同，各司其职，所以判断感染类型时，需结合白细胞和白细胞分类计数来看。值得注意的是，如果白细胞明显异常增高，应当警惕白血病、恶性肿瘤等。如果白细胞降低，说明身体的免疫力低下，多考虑有病毒感染、严重肝病等情况。

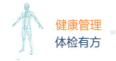
（2）红细胞：红细胞是血液中含量最多的细胞，主要负责将氧气和营养物质输送到人体各部位，同时将二氧化碳等废物运出体外。红细胞中含有血红蛋白，如果红细胞、血红蛋白低于正常值，可见于各种类型的贫血，数值越低，贫血就越严重。若两者升高，可见于真性红细胞增多症等疾病，严重脱水、大面积烧伤等失水状态下使得血液浓缩，也可出现红细胞和血红蛋白增高。

（3）血小板：当血管内出现破损伤口，血小板就会立即进行补救，起到凝血止血的作用。血小板减少，可见于血小板减少性紫癜、结缔组织病、血液系统肿瘤等疾病。血小板增多，生理性多见于剧烈运动后或高原地区居住者，病理性常见于原发性血小板增多症等疾病。

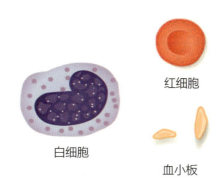

"血液三兄弟"——白细胞、红细胞、血小板

知识扩展

如何从血常规结果中判断是否贫血

查看血常规报告时，我们常通过血红蛋白量来判断是否贫血。

血红蛋白是组成红细胞的主要成分，常被称为"血色素"，承担着向器官组织运输氧气和运出二氧化碳的功能。如果血红蛋白降低，携氧能力会下降，容易导致贫血。血红蛋白增减与红细胞增减的意义基本相同，但血红蛋白能更好地反映贫血的程度。男性成人血红蛋白量小于120克/升，女性成人小于110克/升，孕妇小于100克/升，可诊断为贫血。另外，根据血红蛋白降低程度的不同，可以将贫血分为轻、中、重、极重四个等级，如果血红蛋白量在90～120克/升（男性）、90～110克/升（女性）为轻度贫血，60～＜90克/升为中度贫血，30～＜60克/升为重度贫血，＜30克/升则为极重度贫血。

误区解读

白细胞高一定是细菌感染

这个说法不完全正确。很多人在看血常规报告时一发现白细胞增高，就误认为一定是细菌感染，然后开始自行应用抗生素治疗。其实不然，首先我们需要了解的是，血常规白细胞受很多因素影响，比如剧烈运动、情绪紧张、女性月经期等均可以使白细胞生理性增高，某些药物如糖皮质激素、红霉素、头孢类等也可使白细胞增高。另外白血病、其他恶性肿瘤等在疾病发展过程中也会出现白细胞的异常增高。其次，判断是否是细菌感染除了看白细胞总数外，还要结合白细胞分类，如果是淋巴细胞比例增高，则不一定是细菌感染，有可能是病毒或其他病原体感染。所以一定要结合病史、临床表现、相关实验室及影像学检查等进一步评估和诊断，不能一概而论归为细菌感染而滥用抗生素。

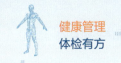
如何解读生化检查报告

吴先生今年45岁，这两天刚拿到自己的体检报告，一看到生化检查化验单上转氨酶、肌酐这些指标都有小箭头，吴先生非常紧张，担心自己是不是肝肾功能出问题了，于是赶快来医院咨询，医生看了报告又问了他一些问题，然后表示并无大碍，调整生活方式，过一阵子再复查就行。那么面对一份生化检查报告，我们应该如何解读呢？

 小课堂 ● ● ● ● ● ● ● ● ● ● ● ● ●

生化检查报告怎么看

生化检查是对抽血化验一类检查的总称，通常需在晨间空腹抽血检查，主要内容包括肝功能、肾功能、血脂、血糖及血液电解质等指标。当我们拿到生化检验报告后，可先查看每项指标后方是否有"↑""↓"等标注。当某项指标后方出现"↑"时，表示该项指标的检测结果高于正常范围；反之，则低于正常范围。

肝功能指标主要包括丙氨酸转氨酶（ALT）、天冬氨酸转氨酶（AST）、γ-谷氨酰转移酶、总胆红素、直接胆红素、间接胆红素、总蛋白、白蛋白等，这些指标升高时，相较于降低更需要引起注意，通常提示肝脏功能受损，若明显升高时则提示可能存在肝癌、肝炎、肝硬化、黄疸等问题，应高度重视，必要时到消化内科就诊。肾功能指标主要包括尿素氮、肌酐、尿酸等，其升高常提示肾

功能损伤，建议前往肾内科就诊。

血脂指标通常包括总胆固醇、低密度脂蛋白胆固醇、高密度脂蛋白胆固醇、甘油三酯、脂蛋白α等，其中高密度脂蛋白胆固醇为保护性指标，可减少患冠心病的危险，但升高太多也需要注意；其余指标升高则提示血脂增高，建议心血管内科或内分泌科就诊。

空腹血糖升高可能是糖尿病的提示，而尿酸升高可能会导致痛风发作，建议以上指标异常可前往内分泌科咨询。电解质通常包括钙、钾、钠、氯、磷等，电解质升高或降低时均提示存在电解质紊乱，轻则对身体造成危害，重则危及生命，应立即前往相应科室就诊。

 知识扩展

生化检查前的注意事项

生化检查通常需要空腹采血，主要原因在于进食之后，血液中的一些成分会发生明显改变，如血糖、血脂等，特别是高脂饮食后，血液中还有可能存在乳糜微粒，从而影响最终检验结果。另外，烟酒的摄入会对身体的血清酶、脂代谢等产生不良影响，造成结果偏差，不但不能充分反映出身体最真实的健康状况，甚至会对疾病诊断及治疗造成错误判断。剧烈运动后乳酸脱氢酶水平上升，会造成检测结果偏差。因此检查前应避免剧烈运动。

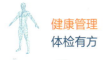
 误区解读

同样的指标，不同医院做出来应该是同一个数值

这个说法不完全正确。很多人会发现，有时候，同样的生化检查指标，不同医院做出来数值完全不一样，有的甚至差别很大，让人不禁质疑其准确性。其实，这种情况并不是检查的准确度出了问题，而是和个人以及不同医院的不同仪器设备有关。首先，对于个人而言，血液中的指标本身就是动态变化的，如果出现较大的波动，本身就值得我们进行关注。其次，不同设备会有不同的检测方法、标准值、参考范围和单位，所以在不同医院检查出的结果也会具有差别。无论其数值如何，至少我们都可以通过报告了解到这一数值是否在正常范围内，如果超出正常范围，超出的比例是多少，从而对健康状况有初步的判断。

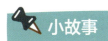 **生物化学的起源**

生物化学起源于 18 世纪晚期，发展于 19 世纪，在 20 世纪初期成为一门独立的科学。1847 年左右，科学家们开始通过分析尿液成分来诊断疾病，这是生化诊断在临床上的早期应用之一。到 19 世纪下半叶，生化分析技术得到了发展和进步，人们开始更广泛地应用血液、尿液中的化学物质来研究它们和疾病的关系。生物化学作为一门独立的自然科学，只有近 200 年的历史，但是其发展非常迅速，目前已成为自然科学领域发展最快、最引人注目的学科之一。

空腹血糖、糖化血红蛋白、糖化白蛋白与糖尿病

　　李大爷2年前体检时做了一个糖尿病风险评估，提示他具有糖尿病"高风险"。近期他觉得自己总是口渴，还有点消瘦，于是医生建议他做一个全面的血糖检查。李大爷按照要求完成了一系列体检，拿到体检报告后却犯了难。"空腹血糖、糖化血红蛋白、糖化白蛋白……"这么一串指标有的高有的正常，自己到底是不是得了糖尿病啊？

 小课堂

1. 如何理解空腹血糖、糖化血红蛋白和糖化白蛋白

　　（1）空腹血糖：指在至少8小时的空腹状态下测量的血糖值，反映了在没有进食情况下的基础血糖水平，也是诊断糖尿病和糖尿病前期的重要指标。

　　（2）糖化血红蛋白：是血液中的血红蛋白与葡萄糖结合形成的一种稳定化合物，反映既往2~3个月平均血糖水平。它是评估长期血糖控制效果的金标准，可用于糖尿病的诊断、治疗监测和治疗方案调整。

　　（3）糖化白蛋白：是血液中的白蛋白与葡萄糖结合形成的一种化合物，反映过去2~3周的平均血糖水平。它可评估近期血糖波动、治疗调整的效果，以及在贫血、血红蛋白病等情况下不能准

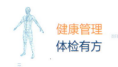

确反映糖化血红蛋白时的替代指标。

2. 如何通过空腹血糖、糖化血红蛋白、糖化白蛋白判断是否得了糖尿病

正常人的空腹血糖值为 3.9 ~ 6.1mmol/L；如果连续 2 次以上空腹血糖 ≥ 7.0mmol/L 可诊断为糖尿病；如果有糖尿病典型的"三多一少"的症状，仅一次空腹血糖 ≥ 7.0mmol/L 也可诊断为糖尿病。

糖化血红蛋白的正常参考范围是 4% ~ 6%，当糖化血红蛋白 ≥ 6.5%，合并糖尿病典型的"三多一少"症状可诊断为糖尿病。糖化白蛋白的正常参考范围是 11% ~ 17%，糖化白蛋白异常是提示糖尿病风险人群需进行 OGTT 的重要指征，尤其对于空腹血糖正常者意义更为明显，但不能作为糖尿病的诊断指标。

在糖尿病管理中，这些指标的监测对于制订和调整治疗方案至关重要。空腹血糖可以作为日常监测和评估餐前血糖水平的指标。糖化血红蛋白是评估长期血糖控制效果的常用指标，而糖化白蛋白则可以反映近期血糖控制情况，尤其是在治疗方案调整后。医生通常会根据每个人的具体情况，制订个性化的治疗计划，并选择合适的指标进行监测随访。

 知识扩展 ////

OGTT 前的注意事项

OGTT 是一种葡萄糖负荷试验，用于了解胰岛 β 细胞功能和机体对血糖的调节能力，是诊断糖尿病的确诊试验。检查前应该注意以下方面。

（1）检查前3天可以正常进食，每天饮食中碳水化合物含量不应低于250～300克，过分节食可造成人为的糖耐量降低。

（2）胃肠功能正常，检查前禁食至少10小时。

（3）检查前须停用一切可能影响血糖（升高或降低）的药物3～7天，如糖皮质激素、避孕药、噻嗪类利尿剂、磺胺类药物、水杨酸钠等，以免影响结果。

（4）检查前及检查过程中，不能做剧烈运动，不饮浓茶、咖啡等刺激性饮料，不吸烟、饮酒。应处于非应激状态，保持心情平静，避免精神刺激，因为情绪激动可使交感神经兴奋，使血糖升高，影响检查结果。

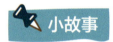 **小故事** **胰岛素的发明**

胰岛素的发明是医学史上的一个重大突破，它为糖尿病患者带来了新的曙光。1921年，加拿大医生弗雷德里克·班廷和他的助手查尔斯·贝斯特在研究胰腺对碳水化合物的代谢作用时，首次从狗的胰腺中提取出了胰岛素。1922年，胰岛素首次用于人体试验，一名14岁的少年接受了胰岛素注射，而后他的糖尿病症状得到了显著改善，这一发现迅速在医学领域传播，使得胰岛素开始应用于糖尿病的治疗。

1965年，中国科学家在世界上首次人工合成了结晶牛胰岛素，这不仅是医药领域的一次重大突破，更展示了中国在生物化学领域的科研实力。胰岛素的发现和后续的合成技术的发展，极大地改善了糖尿病患者的生活质量，并为糖尿病的治疗和管理开辟了新

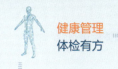
的道路。

了解这些名词，读懂血脂指标

小力今年 35 岁，最近她听说血脂高越来越年轻化，而且还会增加冠心病、脑卒中的患病风险。于是，她在拿到健康体检报告后，特别想知道自己的血脂怎么样。面对生化检查结果上林林总总的"脂""酯"等字眼，小力犯了难：哪些指标代表血脂？它们有什么意义？该怎么读懂自己的结果呢？

 小课堂

1. 血脂指标有哪些

血脂是血清中的胆固醇、甘油三酯和类脂（如磷脂）等的总称，与医疗密切相关的血脂主要是胆固醇和甘油三酯。健康体检中的血脂检测主要是血脂四项，包括：总胆固醇（TC）、甘油三酯（TG）、低密度脂蛋白胆固醇（LDL-C）和高密度脂蛋白胆固醇（HDL-C）。如果健康体检选择的项目更广泛，可能还会包括载脂蛋白 A1（ApoA1）、载脂蛋白 B（ApoB）、脂蛋白 a（Lpa）。

2. 各种血脂指标的意义

血脂指标众多，但不是所有的指标升高都是不好的，了解每个指标的意义尤为重要。

（1）总胆固醇：是血液中各脂蛋白所含胆固醇的总和，包括低密度脂蛋白胆固醇、高密度脂蛋白胆固醇、极低密度脂蛋白胆固

醇等。胆固醇是引发心脑血管疾病的"元凶"，过高会增加动脉粥样硬化风险。反之，降低可能见于贫血、营养不良等。

（2）甘油三酯：是胆固醇的"帮凶"，其增高也会增加心脑血管疾病的风险。另外，高甘油三酯血症也是急性胰腺炎的危险因素之一，且与超重 / 肥胖、胰岛素抵抗 / 2 型糖尿病、非酒精性脂肪肝、慢性肾脏病有明确关联。

（3）低密度脂蛋白胆固醇：被称为"坏胆固醇"，容易在血管壁上堆积形成动脉硬化，从而引起冠心病、脑卒中等严重疾病。因此，低密度脂蛋白胆固醇是血脂检测中非常关键的指标，也是防治心脑血管疾病中首要关注的对象。

（4）高密度脂蛋白胆固醇：被称为"好胆固醇"，对血管有保护作用，它就像一个清洁工，可以把血管壁上沉积的多余胆固醇运到肝脏处理掉，减少冠心病和脑卒中的发生。

（5）载脂蛋白 A1：是年轻的"好胆固醇"，是高密度脂蛋白胆固醇的主要成分之一，可以预防动脉粥样硬化和心血管疾病的发展。

（6）载脂蛋白 B：是年轻的"坏胆固醇"，是低密度脂蛋白胆固醇的主要结构蛋白，是心脑血管疾病的危险因素。

（7）脂蛋白 a：是一种富含胆固醇的特殊大分子脂蛋白，它是心脑血管疾病发生的独立危险因子。

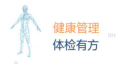

 知识扩展

血脂异常的健康管理

在发现血脂异常后，我们可以先从生活方式的改变来控制血脂，比如饮食上，应该减少高脂高糖食物，增加蔬菜、水果和谷类食物，另外可以适度增加一些有氧运动等；如果血脂太高或生活方式干预后仍不达标，需要在专科医生的指导下用药治疗。

血脂的控制要求是很复杂的。对于一般健康人群来说，需要控制血脂各项指标（尤其是胆固醇和甘油三酯）在正常的参考值范围内。如果有糖尿病、高血压、吸烟、肾功能不全等心脑血管疾病高危因素，或者以前患有冠心病、脑卒中的人群，需要尤其关注低密度脂蛋白胆固醇这个最关键的指标，它需要达到比参考范围更低的水平，才能有效预防心脑血管病的发生。对于有基础疾病或者其他无法判断的情况时，要咨询专业的医生，来进行规范、有效的血脂管理。

 误区解读

1. 高血脂是胖子的专利

这个观点不正确。大家一般都认为高血脂和肥胖有关，但是高血脂并不只是胖子的专利。由于遗传或某些疾病状态，比如家族遗传性的高胆固醇血症、甲状腺功能减退、肾病综合征的人群，体内的胆固醇合成和代谢过程失去平衡，即使很瘦，也可能出现高胆固醇血症。

2. 高血脂的人不能吃含脂肪的食物

这个观点不正确。对于高血脂的人来说，主要目标是降低不良的血脂水平，但不意味着完全避免脂肪摄入，而是应该选择健康的脂肪来源，适量摄入。富含不饱和脂肪的食物，如鱼类、坚果、种子、橄榄油和牛油果等，对心血管健康有益。适量地将这些食物纳入日常饮食中有助于降低总胆固醇和低密度脂蛋白胆固醇水平，是大家可以选择的健康脂肪。

高尿酸血症和痛风的关系

小张是一名大学生，体检报告提示他的尿酸偏高。医生告诉他，尿酸高需要注意饮食和生活习惯，如果不加以注意，容易发展成痛风，而且长期尿酸高的话可能要吃药干预。小张以前听说过痛风，没想到自己年纪轻轻就背上了这个"包袱"，但是高尿酸血症和痛风是什么关系呢？他又该如何处理呢？

 小课堂

1. 什么是高尿酸血症

尿酸是嘌呤在体内代谢的最终产物，嘌呤存在于许多食物中，如动物内脏（肝脏、肾脏等）、红肉类（牛肉、猪肉等）、海鲜（鲑鱼、鳗鱼等）、豆类（大豆、红豆等）和啤酒。高尿酸血症是指血液中的尿酸浓度过高的状态，通常血尿酸水平超过 420μmol/L 就可以诊断为高尿酸血症。

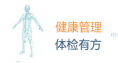
2. 什么是痛风

痛风是一种由尿酸盐结晶在关节、软组织和肾脏中沉积所引起的疾病。痛风的典型症状是急性关节炎，常出现于大脚趾关节，表现为剧烈的疼痛、红肿和发热，痛风发作常在夜间或清晨突然出现。除了急性关节炎，痛风还可能引发尿酸结石形成、慢性痛风性关节炎以及痛风肾病。

3. 高尿酸血症和痛风的关系

血尿酸过高，容易超过它在血液中的溶解度，然后以结晶的形式析出，沉积在关节、肾脏等器官，从而导致关节痛风发作和痛风肾病出现。尿酸浓度越高，越容易形成尿酸盐结晶，发生痛风的可能性就越大。当然，高尿酸血症能否最终发展为痛风，是因人而异的，大约 5%～19% 的高尿酸血症患者会发展为痛风。

 知 识 扩 展

高尿酸血症的预防和管理

（1）饮食调整：限制高嘌呤食物摄入，如动物内脏、红肉、肉汤、海鲜等；限制酒精摄入，尤其是啤酒和烈酒，因为酒精会干扰尿酸的排泄，从而增加尿酸水平；增加水的摄入，但是需要避免饮用可乐、橙汁、苹果汁等含果糖饮料或含糖软饮料，多喝水有助于稀释尿酸，促进尿酸的排出。

（2）适度运动：进行适度的有氧运动，如散步、跑步、游泳等，有助于维持健康体重和促进尿酸的排泄。同时，也要避免过度剧烈的运动，过度运动可能会引起短期内尿酸水平的升高。

（3）体重管理：肥胖与高尿酸血症、痛风的发生风险相关。通过饮食和运动管理，保持健康的体重，可以降低尿酸水平和痛风的风险。

（4）专科规范诊治：如果已被诊断为高尿酸血症或痛风，进一步专科规范诊治、遵循医生的建议，必要时处方药物治疗非常重要，医生可以根据患者的情况为其制订个性化的治疗方案。

 误区解读

高尿酸血症没有症状就不用管

对于高尿酸血症，人们常常有这样的误解：如果没有出现明显症状，就不需要关注或处理。其实，高尿酸血症是一种潜在的健康风险因素，与痛风、痛风肾病、血管硬化等严重并发症的发生密切相关，这些疾病可能会在出现症状之前就伴随着高尿酸血症逐渐发展。所以说，如果已被诊断为高尿酸血症，即使没有明显的症状，仍然需要采取措施进行预防和管理，比如适当的饮食调整、体重管理、适度运动等，进而降低高尿酸血症严重并发症的风险，维护整体健康。

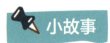 **尿酸与痛风的历史由来**

痛风的历史可以追溯到古希腊时期，古罗马的医生盖伦首次描述了痛风的症状，他认为痛风是由于体内的"黑胆汁"（一种体液）堆积所致，导致关节疼痛和炎症。痛风在中世纪的欧洲变得更加突

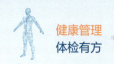
出，被称为"王者之病"，因为只有贵族阶层才能负担得起高蛋白、高嘌呤的奢华饮食，这些食物会在体内产生过多的尿酸，进而引发痛风。随着时间的推移和医学的发展，痛风的治疗方式也在不断进步。人们认识到除了遗传因素外，不健康的饮食习惯、肥胖、酒精摄入和某些疾病都可能增加痛风发生的风险。

肿瘤标志物高就是得了癌症吗

小明最近参加了单位年度体检，发现自己的癌胚抗原偏高，他上网搜索得知，癌胚抗原是一种肿瘤标志物，其升高可能与癌症有关，因此感到惶恐不安，自己是不是得了癌？那么，肿瘤标志物检查结果到底该怎么看呢？

 小课堂

肿瘤标志物高有什么意义

肿瘤标志物是一种在体内产生的特殊蛋白质或其他物质，它可以通过血液、尿液、组织等样本进行检测，其对于癌症的早期筛查、诊断和治疗有一定的辅助作用。然而，肿瘤标志物的高值并不一定意味着患有癌症，也可能是由多种原因引起的，比如炎症、感染、肝病、肾病等非肿瘤性疾病，有些肿瘤标志物甚至在正常人群中也可能被检测到轻微的升高。以癌胚抗原为例：其升高常见于大肠癌、胰腺癌、胃癌、乳腺癌、甲状腺髓样癌、肝癌、肺癌、卵巢癌以及泌尿系统肿瘤。然而，吸烟、妊娠期和心血管疾病、糖尿

病、胰腺炎、肝硬化等情况，也可能出现血清癌胚抗原升高。

另外，肿瘤标志物的高值也可能与其他肿瘤相关因素有关，如肿瘤的类型、大小、位置、病程等。不同类型的癌症可能会产生不同的肿瘤标志物，而同一类型的癌症在不同患者中的肿瘤标志物水平也可能存在差异。因此，单纯通过肿瘤标志物的高低来判断是否患有癌症是不准确的，需要结合其他临床检查结果和医生的专业判断进行综合分析。

最后，需要强调的是，肿瘤标志物的检测只是癌症筛查和辅助诊断的手段之一，并不能单独作为癌症的诊断依据。如果肿瘤标志物的值偏高，医生会进一步进行详细的检查和评估，包括影像学检查（如 CT、MRI 等）、组织活检等，以确定是否患有癌症。

 知 识 扩 展

如何看待肿瘤标志物检查

（1）个体差异：肿瘤标志物水平可能存在一定的个体差异，其受到遗传、环境等多种因素的影响。因此，判断是否患有癌症不能仅依靠单一的肿瘤标志物结果，还需要综合考虑其他因素。

（2）特异性和敏感性：肿瘤标志物的特异性和敏感性是评价其临床价值的重要指标。特异性是指肿瘤标志物在健康人群中呈现阴性结果的能力，而敏感性是指其在癌症患者中呈现阳性结果的能力。一个理想的肿瘤标志物应该具有高特异性和敏感性，以提高癌症的早期筛查和诊断准确性。

（3）动态监测：肿瘤标志物的值并不是固定不变的，它可以

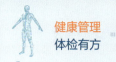
受到多种因素的影响而发生变化。因此，在进行肿瘤标志物检测时，需要结合临床病史、影像学检查等多种信息进行动态监测，以评估疾病的进展和治疗效果。

误区解读

1. 肿瘤标志物正常就绝对安全

这种说法是错误的。我们知道，肿瘤标志物的高值并不一定意味着患有癌症，需要结合其他临床检查和医生的专业判断进行综合分析。同样，如果肿瘤标志物在正常范围内，也不能完全排除癌症的可能。有些早期或特定类型的癌症可能不会显著改变肿瘤标志物的水平，故需综合其他诊断方法。

2. 单一检测就能确诊癌症

这种说法不正确。肿瘤标志物检测只是辅助工具，单凭一次检测结果难以确诊癌症。需要结合影像学检查、组织活检等进一步评估，才能做出准确诊断。在面对肿瘤标志物的结果时，不必过于恐慌，应当积极配合医生，必要时进一步检查和评估，进而及早发现和治疗癌症。

甲状腺功能指标怎么看

小李今年在医院体检时发现自己有甲状腺结节，结合她最近一段时间总有疲劳、怕冷的感觉，医生就嘱咐她等体检结果

出来之后再关注一下甲状腺功能结果。拿到报告后，她发现有多项甲状腺功能指标，但小李不太清楚这些指标的具体意义。她想了解甲状腺功能指标都代表什么。

 小课堂

1. 什么是甲状腺

甲状腺是位于颈部前方的一个蝴蝶状腺体，主要功能是分泌甲状腺激素，调节新陈代谢、体温、心率等多个生理过程。

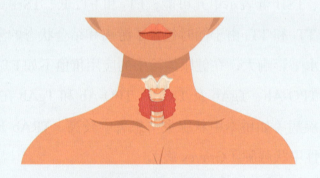

甲状腺的形态与位置示意

2. 常见的甲状腺功能指标有哪些

在甲状腺相关的激素指标中，最为重要的是甲状腺功能三项：促甲状腺激素（TSH）、游离三碘甲状腺原氨酸（FT_3）和游离甲状腺素（FT_4），是反映甲状腺功能的核心激素；也有一些检测中同时包含总三碘甲状腺原氨酸（TT_3）和总甲状腺素（TT_4）。

在甲状腺相关的抗体指标中，常见的有：甲状腺过氧化物酶抗体（TPO-Ab）、甲状腺球蛋白抗体（TgAb）和促甲状腺激素受体抗体（TRAb），是能够反映甲状腺疾病病因的检测指标。

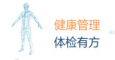
3. 常见甲状腺指标各有什么意义

（1）TSH：TSH 由大脑垂体分泌，负责调控下游甲状腺激素的生产和释放。TSH 水平过高通常表明原发性甲状腺功能减退（甲减）或垂体促甲状腺激素腺瘤可能，而 TSH 水平过低则意味着甲状腺功能亢进（甲亢）可能。

读懂甲状腺功能
的相关指标

（2）FT_3、FT_4：是甲状腺激素 T3 和 T4 的游离状态（即具有生物活性的部分），可以直接反映甲状腺的功能状态。通常，FT_3 和 FT_4 高、TSH 低表示甲亢可能；FT_3 和 FT_4 低、TSH 高表示甲减可能。而 TT_3 和 TT_4 由于同时包含了游离和结合状态的激素，受体内蛋白质水平影响大，在健康体检中的应用价值不如 FT_3 和 FT_4。

（3）TPO-Ab、TgAb 及 TRAb：TPO-Ab 和 TgAb 在自身免疫性甲状腺疾病（如桥本甲状腺炎）患者中较高。TRAb 升高常见于毒性弥漫性甲状腺肿（Graves 病）。

4. 甲状腺功能异常的类型有哪些

（1）甲亢：甲状腺激素过多，症状包括心悸、手抖、体重减轻、怕热、易怒等。

（2）甲减：甲状腺激素不足，症状包括疲劳、怕冷、体重增加、便秘、皮肤干燥等。

（3）亚临床甲亢和甲减：TSH 异常，但 FT_3 和 FT_4 水平正常，通常无明显症状。

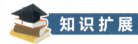 **知识扩展**

甲状腺功能异常的原因有哪些

（1）自身免疫性甲状腺疾病：以甲状腺功能亢进症（Graves病引起）和甲状腺功能减退症（桥本甲状腺炎引起）最为常见。这些疾病是由免疫系统错误地攻击甲状腺组织而引起的。

（2）炎症和感染：甲状腺炎是指甲状腺发生炎症的疾病，可能导致甲状腺功能异常，如亚急性甲状腺炎。

（3）非自身免疫因素：某些药物（如锂剂、胺碘酮）、放射线治疗、甲状腺手术或损伤等因素可能导致甲状腺功能异常。

（4）遗传因素：遗传因素也可能与甲状腺功能异常有关，有些人可能会因为遗传基因的变异而增加了甲状腺功能异常的风险。

 误区解读

甲状腺功能异常只影响甲状腺

这种说法是错误的。甲状腺是内分泌系统的一部分，它分泌的甲状腺激素对于维持身体的代谢率、能量产生、心血管功能、神经系统功能和其他器官的正常运作非常重要。

甲亢和甲减是最常见的甲状腺功能异常。甲亢会导致甲状腺激素过多，可能引起心悸、手抖、体重减轻、怕热、易怒等症状。而甲减则意味着甲状腺激素不足，可能导致疲劳、体重增加、抑郁、皮肤干燥等症状。此外，甲状腺功能异常还可能对其他系统和器官产生影响。例如，甲状腺功能异常可能影响女性的月经周期和生育

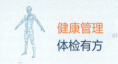

能力，对心血管系统造成影响、引起心脏病，影响骨骼健康，以及对神经系统和情绪状态产生影响。因此，甲状腺功能异常不仅仅是甲状腺本身的问题，它对全身的健康和功能都有重要影响。

其他常见血液检查指标解读

小明拿到了今年的体检报告，中间有厚厚的一沓化验单。他在翻看的时候发现除了他相对熟悉的血常规、生化、肿瘤标志物等，还有一些其他项目，其中 C 反应蛋白、HBsAb 等指标后面都标有小箭头。小明感到疑惑，这些检查项目是什么呢？它们代表什么意思呢？

 小课堂

1. 健康体检中其他常见血液检查指标有哪些

健康体检中除了血常规、生化检查、肿瘤标志物等检查外，还有一些血液检查指标也比较常见，例如胃部疾病筛查指标、乙肝两对半指标、心肌酶谱指标、C 反应蛋白等。

2. 这些指标代表了什么

（1）胃部疾病筛查指标：主要包括胃蛋白酶原Ⅰ（PGⅠ）、胃蛋白酶原Ⅱ（PGⅡ）、胃泌素 -17（G-17）。其中，PGⅠ主要反映胃体腺体的健康状况；PGⅡ能够反映整个胃黏膜的状态；PGⅠ与 PGⅡ的比值较单一指标更有意义，它与胃黏膜萎缩的进展情况具有明显相关性；而 G-17 主要反映胃窦部黏膜健康状况。PGⅠ、

PG Ⅱ、G-17 以及联合幽门螺杆菌抗体检测等可用于评估胃部疾病风险。

（2）乙肝两对半指标：实际上一共 3 对，分别是乙肝表面抗原（HBsAg）、乙肝表面抗体（HBsAb）；乙肝 e 抗原（HBeAg）、乙肝 e 抗体（HBeAb）；乙肝核心抗原（HBcAg）以及乙肝核心抗体（HBcAb）。由于乙肝核心抗原在血清中不易检出，所以只检测剩下的两对抗原抗体和一个单独的乙肝核心抗体，俗称"两对半"。

乙肝表面抗原是乙肝早期诊断和普查的指标，阳性表示感染了乙肝病毒。而乙肝表面抗体是一种保护性抗体，在感染或接种乙肝疫苗后会出现。

乙肝 e 抗原主要存在于乙肝患者的外周血中，为病毒复制及传染性强的标志。乙肝 e 抗体阳性说明既往感染过乙肝病毒。

乙肝核心抗体表示感染或者曾经感染的情况，无论病毒是否被清除，此抗体均为阳性，可持续数年。

根据我国相关法律法规，一般情况下，乙肝病毒携带并不构成入学、就业的限制条件。所以，乙肝两对半并不是强制体检项目，在检查前需要获得受检者本人的同意。

（3）心肌酶谱指标：主要包括肌酸激酶（CK）、肌酸激酶同工酶（CKMB）、天冬氨酸转氨酶（AST）、乳酸脱氢酶（LDH）、α- 羟丁酸脱氢酶（HBDH）五项。CK 广泛存在于骨骼肌、心肌等组织中，因此诊断心脏病的特异性不高。CKMB 主要存在于心肌，诊断急性心肌梗死、病毒性心肌炎等心脏疾病特异性强，最有价值。AST 主要分布在心肌，其次是肝脏、骨骼肌、肾脏等组织当中，增高可见于急性心肌梗死、病毒性心肌炎、肝硬化、肝癌等。LDH 广

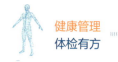

泛存在于肝脏、心脏、骨骼肌等组织细胞，增高可见于肝炎、心肌梗死、恶性肿瘤等，对于就诊较迟、CK 已经恢复正常的急性心肌梗死患者有一定的参考价值，故临床上常作为 CKMB 的补充检测。HBDH 反映的是乳酸脱氢酶同工酶 LDH1 和 LDH2 的活性，LDH1 对于诊断心肌疾病特异性强，HBDH 增高可见于急性心肌梗死、病毒性心肌炎，其诊断价值与 CKMB 同样重要。

 知识扩展

"探秘"C 反应蛋白

　　C 反应蛋白是机体受到微生物入侵或组织损伤等炎性刺激时产生的一种急性时相反应蛋白，它有助于清除入侵机体的病原微生物和受损细胞，在调节机体免疫反应中发挥重要的作用。简而言之，C 反应蛋白可以作为反映机体是否存在炎症和炎症反应轻重的指标之一。

　　临床上，C 反应蛋白有着多种用处。例如，它可以帮助判断是否存在细菌感染；可以预测心肌梗死及脑卒中的风险；可以用于自身免疫性疾病（如系统性红斑狼疮、系统性硬化症）与风湿性疾病的鉴别；可以提示肿瘤的不良预后或转移；可以用于外科手术后的监测评估；可以用于新生儿脓毒血症、发热和脑膜炎等的监测。

　　有时我们会在检验单上看到"超敏 C 反应蛋白"，其实这与普通 C 反应蛋白同属一种，只是超敏 C 反应蛋白的测定方法更为敏感，使得其水平很低时也能检测出，在心脑血管疾病中的应用价值较高。

误区解读

乙肝两对半结果反映病情轻重

乙肝两对半是目前最常用的乙肝病毒感染检测的血清标志物。很多人熟悉"大三阳""小三阳"这样的名词，就粗略地认为"大三阳"是乙肝情况严重，"小三阳"相对好一些，其实这样认为并不准确。严格来说，乙肝两对半的结果仅能说明是否感染了乙肝病毒及感染状态，并不反映病毒复制程度和肝脏受损的程度，具体还需要结合肝功能和症状来看，必要时加查 HBV-DNA。而乙肝两对半的不同组合还会形成很多其他的情况，在无法明确时一定要咨询医院的专业人员。

尿常规检查结果里的那些符号

两天前，赵女士进行了一次体检，没想到今天就接到了一通来自医院的电话。电话里说，她的尿检结果有一些异常，希望她近两天能抽空来医院一趟进行复查。拿到检验单，她看到上面写着"尿隐血 2 ＋、尿蛋白 1 ＋"，赵女士很迷茫，这些符号代表什么？哪些是正常的，哪些是异常的？

小课堂

1. 尿常规检查有哪些项目

尿常规检查是健康体检中的一个基本项目，它检查的内容包括

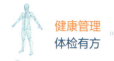

尿液的颜色、透明度、比重、尿酸碱值（pH值），以及尿中的白细胞、亚硝酸盐、蛋白质、葡萄糖、酮体、胆红素、胆原、红细胞、细菌等。其中，与肾病相关项目主要包括尿pH值、比重、尿隐血或红细胞、尿蛋白和颜色；与泌尿系统感染相关项目主要包括白细胞、亚硝酸盐和细菌；与糖尿病相关项目主要包括尿pH值、尿蛋白、比重、尿葡萄糖和尿酮体；与黄疸相关项目主要包括尿胆红素和尿胆原。

2. 报告中的"–""+""↑""↓"表示什么

尿常规按检查方法的不同可分为三大部分检查：尿液外观、尿干化学分析、尿沉渣镜检。尿液外观是肉眼观察到的尿液的颜色和透明度。尿沉渣镜检是通过高倍显微镜来观察尿液中的有形成分，如红细胞、白细胞、细菌等。尿干化学分析是通过化学的方法来检测尿液中的成分，就是把带有化学试剂的试纸浸入尿液中，试剂和尿液中的化学成分反应显色，然后对比标准颜色，判断是阴性还是阳性，阴性用"–"表示，通常指报告正常；"+""++""+++"，代表阳性，通常指报告异常，"+"越多，表明程度越严重，有的报告也会用"2+"或"+2"表示"++"。

而"±"或者"+"代表弱阳性，属于阳性范畴，但程度较轻。"↑"表示高于正常范围，可能提示某种生理或病理状态。"↓"表示低于正常范围，可能提示某种生理或病理状态。

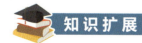
知识扩展

什么是蛋白尿

正常人尿中有微量蛋白，正常范围内定性为阴性，记为"–"。

若尿液中蛋白质浓度超过 100 毫克 / 升或 24 小时含量超过 150 毫克时，称为蛋白尿，尿常规定性可出现阳性（± ~ ＋＋＋＋）。部分人在剧烈运动、改变体位、发热、受寒等情况下也可出现暂时性的尿蛋白升高。生理性蛋白尿常见于高蛋白饮食后，精神激动、剧烈运动、长时间受寒、妊娠等，但尿蛋白定性一般不超过 ＋，且为暂时性升高。病理性蛋白尿最常见于肾脏疾病，也可见于泌尿系统的感染、结石或肿瘤。尿蛋白持续阳性，往往提示肾脏发生了病变，需要及时就医。此外，留取尿液的方法不科学也可能导致尿液污染、出现尿蛋白 ＋。所以，尿蛋白阳性不一定是得了肾病，出现尿蛋白也不要自我焦虑，要找专业的医生明确诊断，找到具体原因，对症治疗。

误区解读

尿潜血阳性就是血尿

这个说法是错误的，尿潜血阳性不等同于血尿。当红细胞被破坏时，里面的血红素释放出来进入尿液中，经过化学反应就会表现为尿潜血阳性。血尿是指尿液中红细胞异常增多，定义为显微镜下每高倍镜视野红细胞计数 ≥ 3 个。由于检测方法的局限，如果尿液标本污染、细菌感染产生过氧化酶、尿比重过低以及服用药物等会出现尿潜血假阳性，因此，需要结合尿红细胞计数综合评估。

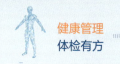

粪便隐血阳性会有哪些问题

　　小刘最近参加了单位的健康体检，其中有一个项目是粪便隐血检查。小刘一开始认为自己的消化系统好得很，不会有什么问题。没承想拿到体检报告后，发现自己的粪便隐血结果是阳性。小刘一下慌了神，按照他的理解，"阳性"准没什么好事，他决定马上就去医院问问到底是怎么回事。

 小课堂 ● ● ● ● ● ● ● ● ● ● ● ● ●

1. 什么是粪便隐血

　　粪便隐血（又称粪便潜血）是指消化道少量出血（＞5毫升），红细胞被消化破坏，粪便外观无异常改变，肉眼和显微镜下均不能证实的出血。粪便隐血试验是粪便常规检查的指标之一，包括化学法和免疫法。它是一种无创的检查方式，具有准确性高、特异性强且方便快捷的特点。需要注意的是，采用化学法进行检验时，检查的结果容易受到饮食和药物的影响，如检查前吃了动物血、动物内脏或富含叶绿素的蔬菜等，都会使结果错误地显示为阳性。而采用免疫法则不受食物和药物的影响，更适合在健康体检中开展。

2. 粪便隐血阳性会有哪些问题

　　粪便隐血检查主要用于筛查消化道疾病风险。常见问题包括：①消化道溃疡时，胃或十二指肠的黏膜损伤或破裂，这些溃疡可能会引起消化道出血，从而导致粪便隐血。②结直肠息肉大多数情况

下是良性的，但在一些情况下可能会发展为结直肠癌。结直肠息肉和结直肠癌也是导致粪便中出现隐血的最常见原因之一。③炎症性肠病是一组自身免疫性疾病，包括克罗恩病和溃疡性结肠炎。这些疾病会导致肠道的炎症和溃疡形成，进而引起隐血。④痔疮、肛瘘等肛门疾病也可能导致粪便隐血阳性，这种问题虽然不危及生命，但也需要关注和及时处理。

发现粪便隐血阳性也不用过于紧张，可以采用二日法或三日法（即连续监测 2 天或 3 天）继续观察一下，也可以选择直接进行肠镜这一金标准检查，结合症状和病史，咨询专业医生，可以更好地做出选择。

 知 识 扩 展

粪便隐血和便血的区别

粪便隐血和便血是两种不同的症状，但很多人往往会混淆。粪便隐血是指在肉眼无法看到的情况下，在大便中检测到血液。这种情况通常是由胃肠道问题引起的，比如消化性溃疡、息肉、炎症性肠病等。检测到隐血可能意味着潜在的健康问题，需要及时就医。便血则是指明显可见的血液出现在大便中，通常呈红色或暗红色。便血可能是由于肛裂、肠道感染、痔疮等原因引起的。便血如果持续时间较长或伴有其他症状，也需要及时就医。

粪便隐血和便血都是与消化道健康相关的症状，但其表现形式和原因有所不同。正确地区分这两种情况，可以帮助我们更好地了解自己的健康状况，并及时采取措施进行治疗。在发现任何异常情况时，应该尽快就医，以保障自己的健康。

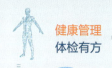
 误区解读

粪便隐血阴性就一定没有问题

需要注意的是，任何检测都不是百分之百准确的。同样，粪便隐血阴性也不能完全排除消化道出血，比如用化学法检测时，如果服用大量的维生素C可引起结果假阴性。另外，如果血液在肠道停留时间过久，血红蛋白被细菌降解，这时候也会检测不出隐血。免疫法针对人血红蛋白中的珠蛋白，不受其他饮食和药物的影响，检查结果的特异性、灵敏度均很高。但是免疫法有时也会出现假阴性，比如红细胞在肠道停留时间长，或者出血过多时。因此，粪便隐血检测也不是万能的，对于近期有排便习惯改变、有结直肠肿瘤家族史，或者有肠息肉史的人群，即便粪便隐血结果阴性，也应提高警惕，定期进行结肠镜检查，以免漏诊。

如何看懂心电图报告

今天小明总觉得自己哪里都不对劲，因为他昨天拿到了自己的体检报告，上面写着：窦性心律不齐，室性早搏。他回想了一下，自己总是会突然觉得心脏乱跳，尤其是参加饭局喝酒没睡好的时候，这样的症状算起来持续快一年了，不过他并没有放在心上，认为自己只是累了，现在看到报告结果，原来自己已经出了问题。可是，报告显示的究竟是什么意思呢？

小课堂

心电图报告中的常见异常结果

首先，我们要明确，正常心脏的电活动起源于窦房结，因此，"窦性心律"是对正常心律的描述。而下面是一些常见的异常结果。

（1）窦性心律不齐：是最常见的心律不齐类型，通常无害，尤其在年轻人和儿童中。窦性心律不齐表现为心率随呼吸而变化。建议养成良好作息，注意休息，避免劳累。

（2）窦性心动过速：心率超过 100 次 / 分，可能由运动、焦虑、疼痛、发热、甲状腺功能亢进或心脏疾病引起。应结合甲状腺功能检测，如有持续的心动过速或出现严重症状，应至专科就诊。

（3）窦性心动过缓：心率低于 60 次 / 分，在运动员中可能是正常的，但在其他人可能是病态的，尤其是最长停搏时间超过 3 秒时。建议在心率持续低于 55 次 / 分或出现反复停搏、明显症状例如眼前发黑、胸闷胸痛、头晕时，应尽快到专科进行评估。

（4）异位心律：例如心房颤动、心房扑动、房（室）性心动过速、房（室）或交界性逸搏，常为病理性改变，建议专科就诊。

（5）束支传导阻滞：例如左（右）束支传导阻滞（包括完全、不完全阻滞）、左前分支传导阻滞等，提示电信号在心脏的一侧或两侧传导受阻。单纯的束支传导阻滞可能并没有明显症状，但如果合并了其他心脏疾病时或有不适症状时，建议到专科就诊，排除心脏器质性病变，并监测血压，定期复查。

（6）预激综合征：报告中可出现的描述，如预激综合征 A 型

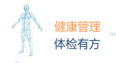

或 B 型。可能导致快速心律失常，如曾经出现过心动过速，应及时专科就诊。

（7）ST 段改变：ST 段抬高或压低可能提示心肌缺血或损伤。但是需要结合抬高、压低的图像特征以及临床症状进行综合判断，如有胸闷不适、冠心病史等情况，应尽快就诊。

（8）T 波改变：T 波倒置或低平可能提示心肌缺血或电解质异常，T 波高尖可能提示血钾升高，T 波高大有时也可能出现左心室高电压等描述。出现这种情况，还需结合其他结果和症状进行分析。

（9）QT 间期延长：可能与心律失常的风险增加有关，应结合服药史，至专科咨询，定期复查。

（10）期前收缩（早搏）：例如室性早搏、房性早搏、交界性早搏等，需要结合症状到专科进行评估。

 知 识 扩 展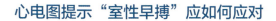

心电图提示"室性早搏"应如何应对

室性早搏是一种常见的心律失常，指的是心室过早地发出电信号导致的心跳。与正常的心跳相比，室性早搏的起源不是来自心脏的正常起搏点，而是来自心室的某一部分。室性早搏可以是偶发的，也可以是频发的。偶发室性早搏在健康人群中也可能出现，但频发室性早搏可能与心脏疾病有关，尤其是在有结构性心脏病的人群中，这些人可能会感觉到心悸、心脏漏跳或胸痛等。

常规的体检心电图检查一般不超过半分钟，因此对于室性早搏只能作为初步筛检，室性早搏的完整评估需要进一步检查。在没有

心脏疾病的健康人群中，偶发室性早搏通常不被视为严重问题。然而，在有心脏病的人群中，频发室性早搏可能需要更密切的监测和治疗。此外，养成良好生活习惯，规律作息，减少咖啡、浓茶、饮酒可以减少室性早搏的发生次数。

误区解读

T 波改变一定有心脏病

这个说法不完全正确。T 波改变是心电图上常见的一种现象，可以由多种因素引起，包括心脏疾病、电解质紊乱、药物作用等。T 波改变本身并不一定意味着有严重的心脏疾病。在一些情况下，T 波改变可能是生理性的或由非心脏因素引起，如体温、情绪变化、神经因素等。因此，T 波改变的临床意义需要结合具体症状（特别是胸闷、气短、心前区疼痛、头晕、黑蒙等），以及体征和其他临床资料综合评估。医生会根据心电图的具体情况，评估 T 波改变的性质和可能的原因，可能需要进一步的检查，如心脏彩超、冠状动脉 CTA 等，以确定诊断和治疗方案。

常见的彩超检查报告怎么看

林先生近日常感觉身体不适，便来到医院进行了一次全面的健康体检。其中包括很多超声检查项目，如肝胆胰脾、双肾输尿管、膀胱前列腺检查等。检查过程中，医生说了很多专业

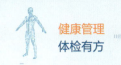

名词，比如"肝区回声细密""左肾内无回声""前列腺钙化灶"等。林先生心想，要是我能听懂这些词的意思就好了，就可以知道我有没有异常情况了。

 小课堂

1. 彩超报告包括哪些内容

超声是现代医学影像诊断最常用的方法，彩超就像一个检测"雷达"，在很多疾病的诊断中具有重要地位。完整的彩超报告一般包含以下几个部分：首先是受检者的个人基本信息，如姓名、体检号及检查部位等。其次是彩超描述，主要是对病灶的超声表现进行专业描述，包括病灶的数目、回声性质、具体位置、形态、大小、后方回声、毗邻关系及血供情况，报告中一般也会附上相关阳性或重要阴性的超声图像。医生根据彩超所见，得出彩超诊断意见，必要时提出进一步诊疗建议。最后，检查日期及检查医生签名也是彩超报告重要的组成部分。

2. 看懂彩超报告需要重点关注什么

我们需要重点关注的是彩超报告的诊断意见。通常甲状腺、乳腺的报告中都有对结节的分类，受检者可以通过分类等级了解结节的恶性概率。对于其他检查项目，如果仅仅是直接明确的结论，如肝囊肿、脂肪肝、前列腺增生等，后面没有进一步建议，一般来说问题不是太大，定期复查即可。但是，如果结论后面出现明确的建议，比如"建议进一步 CT 检查、建议专科检查、建议穿刺活检、建议密切随访"等字眼，那么我们就需要提高警惕，及时至相关科室进一步就诊。

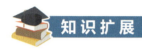

知识扩展

B 超中的回声是什么

回声是由探头发出的超声波经组织器官的界面反射形成的，通过处理后在显示屏上以灰度来显示。回声强在图像上灰度亮，回声低在图像上灰度暗。不同组织结构因回声不同，显示在图像上的灰度也不同，医生就是通过这些变化来判断患者是否存在异常。

人体组织超声的回声按强度可分为五个等级：强回声、高回声、等回声、低回声、无回声。①强回声：灰度明亮，如结石、钙化灶等。②高回声：灰度较明亮，如正常肾窦和脂肪组织。③等回声：灰度呈中等水平，如正常肝、脾等实质脏器。④低回声：呈灰暗水平，如肾皮质等均质结构。⑤无回声：呈黑色，如正常充盈的胆囊和膀胱等。如果实质脏器中出现无回声区，通常提示囊肿。

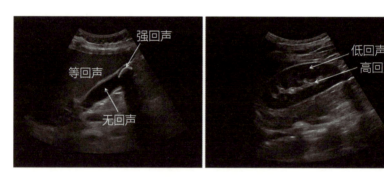

彩超图像中的不同"回声"

回声本身不代表病灶的良恶性。判断良恶性，我们还需关注病灶的形态、边界及血供等情况。

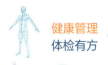

误区解读

弥漫性病变很可怕

这个说法不完全正确。很多人看到报告单上的"弥漫性病变"就很紧张，以为自己的问题已经变得很严重了。实际上，"弥漫性"只是相对于"局灶性"而言的，即"弥漫性"是在整个脏器中相对均匀分布的，而"局灶性"是长在某一小块儿地方的，但并不与疾病严重程度呈正相关。例如，肝脏由于某些原因持续受损，在受伤–修复–受伤的过程中形成了瘢痕，即增生的纤维组织，在彩超上就会呈现出肝实质弥漫性病变的现象。脂肪肝、病毒性肝炎、肝硬化发生后均可累及整个肝脏，均会导致肝实质病变呈弥漫性分布。因此，疾病严重程度还需要结合造成病变的原因和其他指标综合判断，弥漫性病变也需积极对症治疗，避免病程进一步发展。

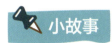 **无处不在的多普勒效应**

奥地利萨尔茨堡是座美丽的城市，它注定与"声"结缘。这里不仅是天才莫扎特的故乡，也诞生了著名的物理学家多普勒。1942年，多普勒在其论文中提出：当波源和观察者有相对运动时，观察者接收到波的频率与波源发出的频率并不相同。这就是多普勒效应。多普勒效应无处不在，比如，在医院我们经常见到一个现象：当救护车迎面驶来的时候，听到声音比原来纤细；而车离去的时候，声音的音高比原来雄浑。多普勒效应的应用十分广泛，最著名的就是彩超检查。

如何看待彩超报告里的乳腺结节

　　小李今年 30 岁，因母亲及外婆有乳腺癌病史，所以她特别担心自己的身体状况。今年在单位年度体检时，小李检查乳腺彩超发现有乳腺结节，她非常焦虑，想知道乳腺结节究竟是好的还是坏的，会不会就是乳腺癌？那么我们拿到体检彩超报告时，应该如何看待乳腺结节呢？

 小课堂

1. 什么是乳腺结节

　　乳腺结节，常被描述为乳房肿物或乳房肿块，可能是正常腺体，也可能是良性或者恶性肿瘤。造成乳腺结节的可能因素包括乳房感染或损伤、内分泌激素水平紊乱、基因突变等。

2. 怎么看彩超报告里的乳腺结节

　　当我们拿到乳腺彩超报告，首先看到的是彩超图像，虽然我们可能看不懂，不过这不要紧，图像下的文字就是对它的具体描述，包括腺体层结构、组织结构、回声、乳腺导管是否扩张等；如果存在乳腺肿块，会对乳腺肿块大小、形态、边界、边缘、钙化、回声、血流信号等进行描述，至此我们可以初步区分良恶性病变。

　　报告下方我们可以看到本次彩超诊断，这也是我们最需要关注的部分，我们常常会看到"乳腺结节"，后面还带着 BI-RADS 分级，该分级是医生根据专业及经验对乳腺病变进行归类，共分为

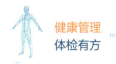
0～6类，其中0类是资料不全，需结合其他检查再评估；1类是正常表现，不需要干预；2类是良性病灶；3类是可能良性病灶，需要短期复查（3～6个月），或者进一步完善乳腺钼靶或乳腺MRI检查；4类和5类是怀疑恶性病变，建议乳腺外科专科门诊就诊，需进行病理学检查以明确诊断；6类是已经活检证实为恶性病变。所以，我们看到乳腺结节先不要慌，要注意看分类，就算是4类以上也不要害怕，确诊的金标准还得依靠穿刺活检后的病理报告。

知识扩展

BI-RADS 4 类乳腺结节

BI-RADS4类比较复杂且难以把握，既不具有典型恶性特征，又不能排除恶性。通常我们将BI-RADS 4类又细分为3个亚型，分别是4A、4B、4C类。其中，4A类的恶性风险为2%～10%，更倾向于良性病变，不能确定的比如纤维腺瘤、不能明确的乳腺炎症都可归于此类；4B类的恶性风险为11%～50%，需要和病理学检查结果严格对照；4C类的恶性风险更高，达到51%～94%，更加怀疑为恶性，但还未达到5类那样典型的恶性表现，需综合评估决定下一步诊治。对BI-RADS 4类乳腺结节患者，既要避免漏诊贻误病情，又要减少过度治疗和造成不必要的创伤。

误区解读

发现乳腺结节，有些办法可以让它消掉

这种说法不完全正确。有不少宣传称吃点药就可以消除乳腺结节，或者通过针灸按摩就可以缩小，但一般情况下，实性肿块很难通过吃药完全消除。研究表明，中医药包括针灸按摩对乳腺结节有一定治疗作用，但需要"辨证论治"，因人而异，不可盲目进行。尤其是已经成为恶性肿瘤的结节，不恰当的针灸按摩可能会加速肿瘤的转移和增生，诱发出血等。因此，发现乳腺结节，需要到正规医院进行就诊，按照要求进行随访或进一步处置。

如何看待彩超报告里的甲状腺结节

小玥今年28岁，参加了公司组织的体检。不久后她拿到了体检报告，其中甲状腺彩超报告中显示：双侧甲状腺结节，TI-RADS 3 类。小玥一头雾水，只知道自己甲状腺有问题，但不知道严重与否，是否需要去医院诊治呢？报告到底怎么看呢？

小课堂

1. 什么是甲状腺结节

如今随着大家体检意识逐渐提升，甲状腺结节的检出率也越来越高，很多人一看到彩超报的甲状腺结节，就"谈结色变"。甲状

181

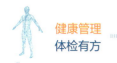
腺是人体内位于颈部前部的一个内分泌器官，是人体内最大的内分泌腺，其形状类似于蝴蝶的翅膀，甲状腺结节是甲状腺组织中出现的局限性肿块，可分为良性结节与恶性结节，其中恶性结节大约占到所有甲状腺结节的 5%。

2. 怎么看甲状腺结节的彩超报告

当我们拿到甲状腺彩超报告时，应该主要看里边的超声描述以及超声提示 / 诊断。超声描述里包括甲状腺大小、形态、内部回声、血流分布情况及甲状腺内的结节等，当发现有甲状腺结节时，我们会看到对于结节的结构、回声、形态、边缘、钙化、血流等多个方面的详细描述。

一般而言，能帮我们迅速做出基本判断的是结论中的结节分类，即 TI-RADS 分类，这个分类可以让我们直观地了解结节的良恶性程度。TI-RADS 分类共分为 0 ~ 6 类，当结节为 2、3 类时，一年体检一次即可，4 类以上恶性可能性增大，需要到甲状腺专科就诊，必要时可能进一步穿刺活检或手术治疗。

 知识扩展

甲状腺弥漫性病变

甲状腺彩超异常一般可分为弥漫性病变和甲状腺结节两大类，也可能二者同时出现。很多人都不太能理解甲状腺弥漫性病变是什么，一头雾水。其实弥漫性病变是甲状腺慢性炎症的一种典型的彩超形态描述，常见的甲状腺弥漫性病变有桥本甲状腺炎、毒性弥漫性甲状腺肿等。所以在拿到甲状腺彩超报告时，还需要结合甲状腺

功能检查，比如患桥本甲状腺炎时，甲状腺自身抗体（抗甲状腺过氧化物酶抗体 TPO-Ab 和抗甲状腺球蛋白抗体 TgAb）常明显增加。因此，当彩超报告提示甲状腺弥漫性病变时，首先需要检查甲状腺功能，看看有无甲状腺激素水平和抗体的异常，同时咨询甲状腺专科医生规范诊治。

误区解读

甲状腺结节就算是癌，也不需要管

这种说法不完全正确。虽然大部分甲状腺癌经过规范的管理、治疗都能有良好的预后，但是仍然有部分甲状腺癌会侵犯周围器官如气管、食管，或者通过颈部淋巴结、静脉引起远处转移。有时候，即便是很小的肿瘤，也有可能出现颈部淋巴结转移，甚至转移很厉害，即"小病灶大转移"。况且，目前医学上仍没有有效的手段来甄别哪些甲状腺癌是比较稳定的，哪些是容易进展的，所以建议发现甲状腺癌要科学对待、定期复查、规范诊治，哪怕是对于极低危的甲状腺微小乳头状癌，也要规范随访。

颈动脉彩超报告怎么看

李先生今年 55 岁，患有高血压、高血脂，今年的体检中增加了一项颈动脉彩超检查。拿到体检报告后，李先生看到颈动脉彩超提示"增厚""斑块"，紧张不已，血管里都有斑块

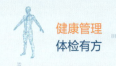
了，于是赶紧来到医院找医生咨询，颈动脉彩超报告结果到底怎么看？这些斑块到底严不严重呢？

小课堂

1. 颈动脉与颈动脉彩超检查

什么是颈动脉？颈动脉是人体中非常重要的一对动脉血管，负责将富含氧气的血液从心脏输送到大脑，因此在血液系统中扮演着十分重要的角色。颈动脉彩超检查则是了解颈部血管是否发生动脉粥样硬化的一种简单、无创的检查，可以间接反映全身动脉粥样硬化情况，能够及早有效预防脑卒中等心血管疾病。

颈动脉彩超报告通常包括描述颈动脉的走行，记录颈动脉的管径大小、内—中膜的厚度以及其内部的血流情况；如果出现斑块，还要记录斑块的大小及其是否引起管腔的狭窄或闭塞等。

2. 颈动脉彩超检查中的常见异常结果解读

（1）颈动脉内—中膜不均匀增厚：单纯的内—中膜不均匀增厚没有太大影响，但提示可能存在血脂增高的情况，或未来有形成斑块的风险。

（2）斑块形成：不同厚度的斑块会造成管腔不同程度的狭窄，不同性质的斑块其破裂的风险也有所不同。对于未造成管腔狭窄的稳定斑块，一般没有明显的症状。对于部分斑块来说，早期使用降脂药物干预，可以稳定斑块，更可以减缓斑块的生长速度。

（3）颈动脉狭窄：不同厚度的斑块会造成管腔不同程度的狭窄，而在彩超上，当管腔有中度以上的狭窄时，狭窄处的血流速度和频谱才会有明显变化。因此，彩超结果显示有狭窄时意味着斑块

已经引起了管腔至少中度的狭窄。

另外，如果在检查报告中发现血管闭塞、动脉瘤、血栓、夹层这些字眼，则要万分注意，一定要及时就诊，否则可能会危及生命。

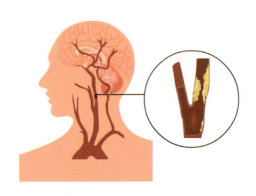

颈动脉斑块引起的管腔狭窄

 知识扩展

颈动脉斑块的稳定性

颈动脉斑块在中老年人群中比较常见，而且往往没有任何症状，大多数是在做颈动脉彩超检查时偶然发现的。很多人一听说自己有颈动脉斑块后都比较恐慌，害怕自己脑梗死，或者担心斑块破裂。但是也不必过分担心，不是所有的颈动脉斑块都具有很高的危险性，还是要结合斑块以及自身情况来定。斑块的危险主要分两种。一方面，随着斑块体积的增长，可能会造成血管的狭窄或者堵塞，从而引起供血不足；另一方面，不稳定的斑块如果脱落到远处也会造成远处血管的堵塞，从而引起供血区域的缺血。通常不稳定性斑块脂质核心大，纤维帽较薄，容易破裂形成血栓，在彩超报告上会提示"无回声""低回声""混合回声"；稳定性斑块的脂质核

185

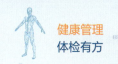
心小，纤维帽厚，斑块韧性高，难破裂，形状规则，表面光滑，临床影响相对较小，在彩超报告上会提示"强回声""等回声"。因此，当我们拿到彩超报告时除了关注斑块的大小，还要注意它的稳定性，从而定期观测，预防脑梗死。

 误区解读

颈动脉彩超检查只是检查颈动脉

这个说法不完全正确。颈动脉彩超检查不等于只检查颈动脉，还包括了人体颈部另外两条重要的动脉，双侧锁骨下动脉以及双侧椎动脉。其中，椎动脉大多起自锁骨下动脉，锁骨下动脉主要向双侧上肢提供血液，椎动脉主要向大脑后部供应血液。所以，在颈动脉彩超检查报告中，我们偶尔还会发现一些其他异常，比如椎动脉生理性纤细、椎动脉生理性狭窄等，这些都是属于先天性的血管异常，要注意结合症状定期随访观察。

心脏彩超报告怎么看

张大爷今年70岁，患有高血压20多年，一直吃药控制。今年张大爷决定做一个全面体检，当看到体检报告心脏彩超检查单上面写着"符合高血压心脏病"的诊断，张大爷很着急，是高血压导致的心脏病吗？严不严重啊？那么，拿到心脏彩超报告我们应该怎么看呢？

小课堂 · · · · · · · · · · · · · · ·

1. 心脏彩超能评估心脏的哪些功能

心脏彩超可以显示心脏的各个部分，包括心房、心室、心脏瓣膜和大血管。通过心脏彩超检查，我们可以测量心腔的内径和各部分结构的大小，评估瓣膜是否正常工作，判断心室壁的运动情况，显示血液在心脏内的流动情况，包括血流方向和速度，以及显示心包的结构等。

2. 心脏彩超常见的异常结果与解读

（1）心脏结构异常：例如左右（房）室扩大，心肌肥厚，房（室）间隔缺损，动脉导管未闭等。它们可以是原发性疾病导致的，例如心肌病、先天性心脏病；也可能是其他疾病作用的结局，例如心腔扩大、心肌肥厚的病因可以是长期高血压、瓣膜疾病、心律失常、冠心病等。心脏彩超报告亦可能直接诊断疾病，例如肥厚型心肌病、扩张型心肌病、高血压心脏病、先天性心脏病等，如果出现此类结果，应至专科门诊行进一步评估，如疾病已得到控制，应定期随诊复查。

（2）心脏瓣膜异常：例如二（三）尖瓣关闭不全（狭窄）、主动脉瓣关闭不全（狭窄）、瓣膜钙化等。轻度的心脏瓣膜关闭不全可能并非由疾病引起，而是个体发育差异的结果，当排除疾病导致且不影响心脏功能时，应注意监测血压，养成规律的作息习惯，避免紧张，当出现中—重度心脏瓣膜关闭不全时，应及时就诊。心脏瓣膜狭窄有多种病因，应及时至专科评估。

（3）心室运动异常：例如节段性室壁运动障碍、乳头肌功能

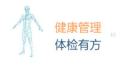
异常，此类结果常提示心肌缺血损伤后的改变，应尽快至专科评估。

（4）其他异常：少量心包积液可为正常结果，当出现明显胸闷、低血压症状或中—大量心包积液时应尽快就诊。如果是血管夹层、心内血栓，应尽快就诊。比如射血分数（EF）值降低、肺动脉高压，这类情况也应及时到专科诊治。

 知识扩展

高血压心脏病应如何应对

心脏彩超在高血压心脏病的诊断中具有重要价值。高血压心脏病是长期高血压导致的心脏结构和功能改变，短时间的高血压并不会引起此结局。当心脏彩超报告提示"高血压心脏病"时，对于没有高血压病史的人群，应进行动态血压监测，及时诊断并治疗高血压，对于出现胸闷、胸痛等症状的人群，可考虑评估心脏血管情况、心脏电活动情况，同时可服用药物缓解症状。对于已有高血压病史人群，应评估血压控制情况，如控制不佳应及时更换治疗方案。若血压已得到良好控制，应定期监测血压并复查心脏彩超，动态观察心功能的变化情况，并养成良好的生活习惯，禁烟、戒酒、规律作息，适度运动，防止病情的加重。

误区解读

心脏彩超没有任何异常，心脏就一定没问题

这个说法是错误的。心脏是人体非常精密而复杂的器官，健康体检时，心脏评估的维度常常包括：心脏的结构和运动功能、心脏的电活动、冠状动脉等方面。心脏彩超在多种心脏疾病的诊断中具有较高的准确率，但是在心脏电活动、冠状动脉的评估中只能体现部分价值，因此，当心脏区域出现明显不适感时，即使心脏彩超没有任何异常，也不应放松警惕，应结合其他检查例如心电图、动态心电图、血压监测、平板运动试验、冠状动脉CTA，必要时与心肌核素显像、心脏MRI检查等一起进行综合评估，以免遗漏相关疾病。同时，心脏彩超的测量具有部分主观性，当出现正常结果时，也应依据自身情况，例如是否有高血压、糖尿病、风湿热、过量饮酒史等进行动态检查，同时应保持健康的生活方式，提高对于心脏的保健意识。

脂肪肝不是胖子的专利

小美今年24岁，她从小就是一个"瘦子"，各项健康指标也都正常，对此她感到很放心。今年参加单位年度体检，测量身高168厘米，体重50千克，医生却告诉小美，她有脂肪肝。对此，小美感到很疑惑，自己明明不胖，怎么就有脂肪肝呢，脂肪肝不是胖人才有的吗？

小课堂

1. 什么是脂肪肝

脂肪肝又称脂肪性肝病，是指肝细胞内甘油三酯堆积得过多。正常人肝组织中含有少量的脂肪，如果肝内脂肪蓄积太多，超过肝重量的 5% 或在组织学上肝细胞 50% 以上有脂肪变性时，就可称为脂肪肝。脂肪肝可分为轻、中、重三型，根据形成原因又分为肥胖性脂肪肝、酒精性脂肪肝、营养缺乏性脂肪肝、药物性脂肪肝、糖尿病性脂肪肝等。

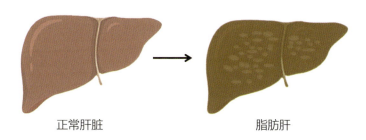

正常肝脏　　　　　　　　　　脂肪肝

正常肝脏与脂肪肝

2. 脂肪肝的常见原因

（1）肥胖：肥胖者血液中含有大量游离的脂肪酸，源源不断地运往肝脏，大大超过了肝脏的代谢能力，引起肝脏脂肪堆积而造成肥胖性脂肪肝。

（2）过量饮酒：长期过量饮酒使肝功能受损，受损的肝脏对脂肪酸发生代谢障碍，导致脂肪在肝内过度堆积。

（3）营养不良：营养不良时，蛋白质缺乏导致极低密度脂蛋白合成减少，肝脏转运甘油三酯发生障碍，使脂肪在肝细胞内堆积

引起脂肪肝。

（4）糖尿病：糖尿病患者发生脂肪肝主要与肥胖程度及进食脂肪或过多糖有关。

（5）药物：某些药物通过抑制蛋白质的合成而致脂肪肝，如降脂药、四环素、肾上腺皮质激素等。

 知识扩展

瘦型脂肪肝知多少

很多人明明很瘦，怎么也会有脂肪肝？我们来了解一下瘦型脂肪肝，一般发生于指体重指数正常的脂肪肝患者。我们平时所说的胖与瘦，常常是指表现出来的皮下脂肪厚度，但肝脏脂肪含量的情况无法从外形观察出来，所以会存在看起来瘦，但肝脏脂肪含量高的瘦型脂肪肝人群。

瘦型脂肪肝常见的原因可能为药物、酒精或营养不良，比如长期饮酒或服用损伤肝脏的药物，会造成肝脏内脂肪合成增多，从而造成脂肪肝；营养不良会造成肝脏内脂肪无法转出，从而堆积在肝细胞内，形成脂肪肝，所以说，过度减肥、厌食或减肥太快均有可能患有脂肪肝。

 误区解读

脂肪肝不是病，没有危害

这个说法是错误的。脂肪肝已经被认为是继酒精性肝病及病毒性肝炎之后导致肝硬化的第三大病因。脂肪肝患者的肝细胞长期变

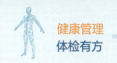

性会导致肝细胞的再生障碍和坏死，形成肝纤维化、肝硬化，严重的会导致肝癌。此外，脂肪肝不仅仅是肝脏的问题，还与多种疾病密切相关，其危害不亚于任何其他肝脏疾病。脂肪肝患者血液中甘油三酯高，常伴有高脂血症，血液黏稠度增加，促进动脉粥样硬化的形成，进而易导致高血压、冠心病；脂肪肝患者脂代谢失调，会引发和加重糖代谢失调，故糖尿病患者常伴有脂肪肝。

肺结节都会变成肺癌吗

小丽在常规健康体检时，被诊断出肺部存在结节，由此引发了其对肺癌转化的深度担忧。为了明确病情，小丽向专业医师进行咨询，了解到虽然部分肺结节存在恶性转化的风险，但多数情况下结节为良性，无需过度恐慌。医生建议小丽定期进行复查，并适当调整生活习惯，增强身体素质，避免焦虑。此次健康风波使小丽深刻地认识到日常健康管理的重要性。

 小课堂 • • • • • • • • • • • • • • • •

1. 什么是肺结节

肺结节是指肺部影像上出现的各种大小、边缘清楚或模糊的局灶性类圆形较肺实质密度增高、直径 ≤ 30 毫米的阴影，其中最大径 ≤ 5 毫米的为微小结节，5 ~ 10 毫米的为小结节。根据结节的数量，单个病灶称为孤立性结节，2 个及以上的病灶定义为多发性结节。根据密度不同，肺结节可分为实性结节、部分实性结节和磨玻

璃样结节。实性结节是指软组织密度的结节；磨玻璃样结节则是指密度较周围组织略增加，但透过病灶仍可以看到其下方的血管和支气管影；部分实性结节则兼具两者的特点。

2. 肺结节一定是恶性的吗

肺结节并不一定都是恶性的。良性结节可能由感染性疾病（如慢性肺炎）或良性肿瘤（如肺错构瘤）引起，而恶性结节可能是肺癌的早期表现。肺结节的性质需要根据其大小、数量、生长速度、形态等多个因素进行综合评估。因此，当发现肺结节时，建议至专业医疗机构进行进一步的评估。

3. 发现肺结节后如何随访复查

查出肺结节后，并非所有都需要进行手术，但通常需要进行定期的随访复查，有如下建议。

发现肺结节如何
科学应对

（1）对于检出的实性结节或者部分实性结节，实性成分平均直径≥6毫米且<15毫米，或者非实性结节平均直径≥8毫米且<15毫米，建议于3个月后复查，并根据结果决定下一轮复查时间。

（2）检出的实性结节、部分实性结节的实性成分或者非实性结节平均直径≥15毫米，如无法排除恶性结节，建议正规抗炎治疗后1~3个月复查，并根据结果决定下一轮复查时间。

对于高度怀疑恶性的结节，则需尽快至医院专科就诊，进行进一步的检查以明确诊断。

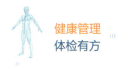

知识扩展

为什么会出现肺结节

相信不少人都发现，身边查出肺结节的人越来越多，很多人对此十分担心。事实上，肺结节检出率高主要有以下几点原因。

①肺与外界相通，相较于其他器官，空气中的粉尘、病菌可能直接吸入肺内，因此带来多种肺部疾病。有时候病好了，就留下了肺结节，如同一个"伤疤"。②肺内几乎都是空气，这使得病变组织和正常组织在密度上的差别比较大，相较于其他由软组织构成的部位，这种密度的差异更容易被早期发现。③影像检查设备的进步、分辨率的提高和诊断能力的提升，使得结节更加容易被发现。

因此，检查出肺结节不必过度紧张，科学理性对待，按照要求随访复查，积极改变不良生活方式，就可以从容应对。

误区解读

肺良性肿瘤或结节就不用关注了

肿瘤可以分为良性和恶性两大类，恶性肿瘤也就是人们常说的"癌症"，而良性肿瘤通常不会对人体构成太大的威胁，但是这并不意味着我们可以完全"置之不理"。拿肺部的良性肿瘤来说，其中最为常见的是肺错构瘤，它是由组织结构生长错乱所致。通常情况，这种肿瘤生长缓慢，不会扩散和转移。但是，由于生长位置的不同或进一步发展，可能会带来气道阻塞、肺不张或阻塞性肺炎等问题。因此，遇到良性肿瘤不必过于惊慌，但同样也需要定期随访

复查，以便在导致更严重的问题前及时处置。

眼科检查报告中的常见问题怎么看

小李的父母已经退休了，在小李的建议下，一家人一起预约了健康体检。拿到体检报告后，小李的眼科体检报告上写着"双眼豹纹状眼底"，父亲的报告写着"双眼老年性白内障"，母亲的报告则写着"右眼翼状胬肉、双眼老年性白内障"。小李对着一堆眼科术语发愁，不明白是不是该去治疗。

 小课堂

健康体检中常见的眼科问题

拿到眼科检查的体检报告后，很多人会对着一系列术语犯愁，这些问题是什么意思？严不严重？要怎样处理呢？让我们来看一看眼科体检报告中会有哪些常见的问题。

（1）结膜炎和睑腺炎：当眼睛表面的防御能力不能阻挡细菌、病毒等病原体的侵袭，因过敏、损伤、全身疾病蔓延，结膜会出现充血、分泌物增多、眼部不适等症状，称为结膜炎。与之有些类似但却不一样的是睑腺炎，由于眼睑的腺体堵塞或感染后发生急性化脓性炎症，俗称麦粒肿。对于这两类常见的眼部炎症，要注意个人卫生，及时就诊、明确诊断、针对用药，以免炎症扩散。

（2）睑裂斑和翼状胬肉：如果你的眼白上有一块三角形或椭圆形的黄色隆起的小结节，那可能是睑裂斑，这种情况多数不需要

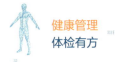
治疗，但需要保持定期随访。但如果眼白总是充血，还有一块像展开的翅膀样的组织向眼角膜表面生长，那可能是翼状胬肉，需要根据病情药物或手术治疗。

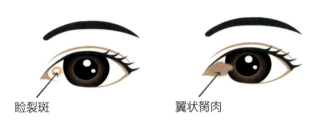

睑裂斑　　　　　　　翼状胬肉

睑裂斑与翼状胬肉的区别

（3）老年性白内障：白内障是我国主要的致盲性疾病之一，其中老年性白内障最为常见。随着年龄增加，原本透明的晶状体逐渐老化混浊，就会出现视力下降、眩光、色觉异常等症状。确诊白内障后不可盲目用药，应至眼科咨询，必要时手术治疗。

（4）眼压偏高和杯盘比增大：青光眼是全球第二位致盲性眼病，眼压增高是它的重要危险因素。眼压的正常范围是 10～21 毫米汞柱，如果高于这个范围，则意味着眼压升高。另一种可能提示青光眼风险的是杯盘比（C/D），杯盘比是眼底视乳头（又称视盘）与视盘中央凹陷（又称视杯）两者直径的比值，正常不超过 0.4，双眼差值不超过 0.2。当眼压升高或眼底杯盘比增大，需要及时去眼科门诊完善房角、视野、OCT 等专科检查，明确诊断、尽早治疗。

（5）豹纹状眼底：视网膜变薄或萎缩时，观察眼底可透见视网膜下的脉络膜血管，形同豹纹，称为豹纹状眼底。视网膜变薄有

多种因素，高度近视眼轴增长、年龄相关退行性改变、糖尿病导致的视网膜病变，以及遗传因素和环境因素等均可导致。建议定期复查眼底，谨防其他眼底病变的发生。

（6）老年性黄斑变性：老年性黄斑变性是 60 岁以上人群视力不可逆损害的首要原因，可能与遗传、慢性光损伤（如长期在强光照射下工作学习）、全身因素相关。黄斑变性可出现视力下降、视物变形、中央暗点等症状。发现老年性黄斑变性后应及时至眼科规律治疗。

 知识扩展

老年性白内障的治疗

随着人口的老龄化，老年性白内障发病率逐渐升高，预计 2050 年我国成人白内障患者将达到 2.4 亿。由于白内障早期症状并不典型，很多人并未引起足够重视。不过，对于中老年朋友，在体检过程中发现白内障也不必过于惊慌。早期屈光矫正后无明显视物模糊的情况下，不需要立即手术治疗，可以通过针对性的药物和生活方式管理进行治疗和控制。当白内障开始影响生活，可结合临床和具体需求决定手术时机。当然，平时也要注意用眼卫生，劳逸结合，保证一定量的户外活动，连续阅读或看电视的时间不要超过 1 小时，不要在光线暗的环境下阅读，避开强紫外线，多喝水，注重营养均衡等，对预防和控制白内障都有好处。

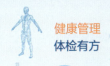

 误区解读

"眼白出血"与"眼底出血"是一回事

这种说法是错误的。"眼白出血"就是结膜小血管破裂导致的结膜下出血，常因剧烈咳嗽、呕吐、外伤、炎症、高血压、血管硬化等情况引发。出血后，早期需进行冷敷，2天后热敷促进吸收，寻找出血原因是诊疗的重点。而"眼底出血"通常指眼底视网膜等结构由于各种病变导致的出血，从外观上很难察觉，但会伴随视力下降、眼前黑影、视物遮挡等症状，需要及早至眼科就诊。

耳鼻喉及口腔检查报告中的常见问题怎么看

前不久，小胡拿到自己的年度体检报告，发现耳鼻喉和口腔检查结果写着一大堆问题：鼓膜穿孔、鼻中隔偏曲、过敏性鼻炎、双侧扁桃体肿大、牙结石、牙龈炎，他没想到自己"小小的脸上"有这么多问题，在懊恼平时疏于管理自我健康的同时，赶忙来到医院想要咨询个明白。

 小课堂

体检中常见的耳鼻喉及口腔问题

在健康体检中，耳鼻喉和口腔检查的结果往往容易被忽视。其实，耳鼻喉和口腔检查非常重要，作为人体重要的感觉器官和身体内外的"门户"，在我们的日常生活中起着不可或缺的作用。那

么，耳鼻喉及口腔检查中可能出现的常见问题有哪些呢？

（1）鼓膜穿孔：鼓膜是位于外耳道与中耳之间的一层膜，它可以阻止细菌和有害物质进入耳朵的内部，也可以起到声音传导的作用。鼓膜穿孔由中耳炎、外伤等原因引起，常常会引起听力下降、耳鸣、耳闷、耳胀等。鼓膜穿孔并非不能治愈，如果体检时发现鼓膜穿孔，不要太慌张，应该及时就诊，并且要避免耳部进水，防止感染。

（2）鼻中隔偏曲：是指两侧鼻腔中间的结构不在正中，而向一侧偏斜或向两侧偏曲。其实鼻中隔很少完全居中，大部分人都有鼻中隔偏曲，但并无明显临床症状，即生理性鼻中隔偏曲，一般不必处理。但如果伴有呼吸不畅、鼻塞、打鼾、睡眠呼吸暂停及反复鼻出血等症状，就应该及时就诊。目前，手术矫正是唯一可从根本上进行治疗的方法。

（3）扁桃体肿大：很多人关心扁桃体肿大是否需要手术切除。其实，并不是所有的扁桃体肿大都需要手术，无需过度担心。如果遇到慢性扁桃体炎反复急性发作，引起吞咽不畅、发音不清或全身疾病等情况时，需要进一步处理。另外，如果是扁桃体单侧肿大需提高警惕，应及时至耳鼻喉科做进一步检查，排除恶性病变的可能。

（4）牙结石与牙龈炎：牙结石是一种沉积在牙齿表面的钙化物质，通常会在不易清洁的部位，如牙龈下方、牙缝之间等出现。牙结石质地较为坚硬，刷牙和用牙线都不容易清除，长期积累就会引起牙龈炎和其他牙周疾病，并带来口臭、牙齿松动等问题。轻度的牙龈炎，通过去除牙菌斑和牙结石，并保持良好的口腔卫生就可以治愈，较重的患者则需要进行药物或手术治疗。

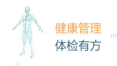

健康管理
体检有方

 知识扩展

扁桃体Ⅰ、Ⅱ、Ⅲ度意味着什么

扁桃体是我们人体的一个重要免疫器官，位于咽喉部。健康体检时，医生通过观察扁桃体与其邻近结构间的位置关系来评估扁桃体的大小，对扁桃体进行分度，共分为Ⅰ、Ⅱ、Ⅲ度。Ⅰ度，通常没有明显症状；Ⅱ度，患者可能会有咽干、咽痒等症状；Ⅲ度，这时候可能会出现咽部狭窄，导致睡眠时打鼾，甚至出现呼吸暂停，也可能出现咽喉部异物感、吞咽困难、发音异常等较为明显的症状。

 误区解读

过敏性鼻炎治不好就不用治

这个说法是错误的。过敏性鼻炎发病率高且容易反反复复，很多人都习以为常，认为治与不治没什么区别，而且有的人了解到过敏性鼻炎很难治愈，索性直接放弃治疗，这些都是不可取的。过敏性鼻炎的并发症包括分泌性中耳炎、睡眠呼吸暂停综合征、慢性鼻窦炎、鼻息肉等，患者还可伴发过敏性咽喉炎、过敏性结膜炎、上气道咳嗽综合征等。因此，尽管目前治愈过敏性鼻炎有一定的困难，患者仍要坚持长期治疗和生活管理，同时避免接触过敏原以减少发作。

答案：1. A；2. D；3. ×

健康知识小擂台

单选题：

1. 以下哪项指标异常提示存在肝损伤（　　）

    A. 谷丙转氨酶　　　　　　B. 白蛋白

    C. 高密度脂蛋白　　　　　D. 血清乳酸脱氢酶

2. 甲状腺的彩超 TI-RADS 分类包含几类（　　）

    A. 4 类　　　　　　　　　B. 5 类

    C. 6 类　　　　　　　　　D. 7 类

判断题：

3. 彩超描述的肿块血流丰富表示恶性。（　　）

读懂报告，让健康体检
更有效自测题

（答案见上页）

全面管理，
让健康成为
一种习惯

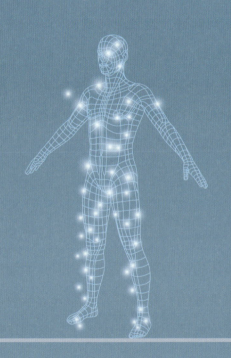

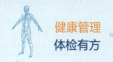
当我们通过体检了解自己的健康状况之后，就应该采取一些行动了，而不是让报告变成"一纸空文"，这就让健康体检失去了它本该有的意义和价值。在本章中，我们将关注体检后的重要环节——管理。例如，面对异常结果，该怎么处置？为什么健康指标需要动态观察？如何驾驭"运动、饮食、心理"这三驾"马车"？只有重视检后健康管理，积极应对疾病风险因素并加以改变，真正意识到"每个人是自己健康的第一责任人"，才能将健康牢牢握在手中。

为什么要进行检后健康管理

李大爷今年60岁，每年定期安排健康体检。今年李大爷再次来到健康管理中心检前门诊，问及上次体检情况，"我去年检查结果一切都好，没任何问题！""血糖有点高？我记不清了"。可是拿到今年的体检报告时，李大爷不敢相信，医生说他的血糖明显升高，都发展成糖尿病了。李大爷这才意识到：拿到体检报告不能甩到一边，不重视检后健康管理，小问题也会变成大问题啊！

 小课堂

检后健康管理的重要性

虽然现在健康体检的人数越来越多，但是能够按照体检报告，正确进行检后健康管理的人并不多。有部分人认为没接到健康管理中心通知异常结果的电话，就万事大吉了，拿到体检报告也不会仔

细阅读，甚至都没有打开看过。"检而不管，等于没检"，那为什么要进行检后健康管理呢？

检后健康管理是指对体检报告进行全面系统的分析、评估，并针对潜在的危险因素进行干预的全过程。具体来说，医生会根据体检结果，对各种疾病的成因进行分析并提出改进建议和疾病风险预警等，提供个性化的健康管理，包括饮食、运动、心理等方面的健康指导和干预措施，以全方位地降低患病风险。

"检上加管，方促健康"。事实上，认真地进行检后健康管理，一方面可以更加深入地了解自己的健康状况，增强健康意识；另一方面，医生的健康教育与指导也有助于提升自我管理能力，倡导良好的生活方式，降低患病风险，更好地维护自己的健康。

 知识扩展

哪些人群要高度重视检后健康管理

如今，健康体检越来越受人们的重视，但很多人不够重视、更不知道体检后应该要做什么。也有很多人认为，体检的目的就是查出疾病，查出疾病就去治疗，没有查出疾病就万事大吉，等到下次再体检。其实不然，体检只是收集健康资料的手段，体检后进行积极的健康管理才是体检的最终目的。

在体检中发现有些指标异常，即使未达到疾病诊断的标准，也应及时做好检后健康管理，避免其进一步发展。例如，体重超标、肥胖的人群，肥胖是全球成年人最大的慢性疾病，其患高血压、糖尿病、冠心病等疾病的概率高出正常人数倍。做好体重管理，是做

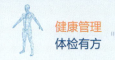
好检后健康管理的第一步。再例如，血压、血糖、血脂升高，是各类心脑血管疾病的隐患，尤其要重视检后的健康管理，积极控制血压、血糖、血脂水平，改变生活方式，调整饮食结构，戒烟限酒、适量运动等，降低心脑血管患病风险。总之，只有注重并持续做好自身的检后健康管理，才能让健康体检不走过场，发挥它最好的效用。

接到医院异常结果通知电话怎么办

　　小王体检后不久，像往常一样在单位忙碌着，突然接到了医院的异常结果通知电话。一瞬间他整个人慌了神，脑海中不断浮现出各种可怕的猜测，他极度担心自己是不是得了重病，原本还算轻松的心情瞬间跌入谷底，也没心思继续工作下去。那么，当我们接到医院异常结果通知电话应该怎么办？

 小课堂

1. 为什么会感到恐慌

　　当我们接到异常结果通知电话时，恐慌的情绪常常会瞬间涌上心头。这主要归因于以下两个关键因素。

　　（1）对未知疾病的恐惧。面对未知，人类的本能是担忧和害怕。我们不清楚这个异常结果究竟意味着什么，是轻微的小问题，还是严重的大病？这种不确定性让我们的内心充满了不安，容易不由自主地往最坏的方向去设想。

（2）对医疗知识的缺乏。大多数人并非医学专业出身，对于各类检查结果的含义、可能指向的疾病以及后续的发展，缺乏足够的了解。因此，一旦听到"异常"二字，脑海中就一片空白，无法做出理性的判断，只能被恐惧所占据。

例如，当被告知某项血液指标异常时，可能会立刻联想到各种严重的血液病，却不知道这也许只是暂时的生理波动或轻微的炎症反应。

2. 正确的应对态度

（1）务必保持冷静。恐慌不能解决任何问题，反而可能影响我们的判断和后续的行动。我们要告诉自己，异常结果并不一定就等同于患上了严重的疾病。很多时候，只是需要进一步检查或者观察，以确定具体的情况。也许只是身体的一个小警报，提醒我们要更加关注健康，但并非绝症的宣判。

（2）我们要充分相信医生的专业判断，医生经过多年的学习和实践，具备丰富的专业知识和经验。他们能够根据检查结果给出合理的建议和方案。我们应该按照医生的要求进行进一步的检查，积极配合后续的诊断和治疗。按时服药，调整生活习惯等。

总之，面对异常结果通知电话，保持冷静、相信专业、积极配合，才是我们应有的态度，这样才能更好地应对可能出现的健康问题。

 知识扩展

如何与医生有效沟通异常结果

接到异常结果的通知后，与医生进行有效的沟通至关重要。首

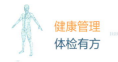
先，要详细询问医生异常结果的具体情况，比如指标的异常程度究竟如何，是轻微超出正常范围还是严重偏离；了解可能的原因，是饮食不当、作息不规律，还是潜在的疾病导致。同时，务必向医生说明自己近期的身体状况以及用药情况，比如有无疼痛、疲劳等不适症状，正在使用的药物名称、剂量和用药时间等。另外还有生活习惯也不能忽视，比如是否经常熬夜、运动量多少、饮食结构等，这些信息能够帮助医生更加全面地评估病情。

此外，在沟通过程中要认真倾听医生的建议，并用笔记录关键信息，比如后续需要做的检查项目、注意事项等。如果对医生的解释存在疑问，不要犹豫，及时提出，确保自己理解清楚。通过积极、清晰和准确的沟通，我们才能更好地理解异常结果，为后续的治疗和康复打下坚实的基础。

 误区解读

接到医院异常结果通知一定是绝症

这个想法是错误的。有些人一听是医院打的电话，并且还是通知异常结果，就认为肯定病情非常严重了才通知自己，自己一定是得了绝症，随之陷入绝望。其实，有些异常结果可能只是暂时的生理变化或轻微的疾病，通过适当的治疗和调整生活方式便可以恢复正常。此外，即使是较为严重的疾病，早期发现和治疗也能提高治愈率和生存率。

对于重大异常结果如何就诊和随访

张先生今年 35 岁，不久前给自己安排了健康体检，他刚刚接到医院通知，本次体检有重大异常结果，让他尽快来医院拿取报告并做进一步检查。这个消息犹如一道晴天霹雳，让他瞬间慌了神。此刻的他完全不知所措，不知道该去哪个科室就诊才能得到最专业有效的治疗，后续该如何进行随访，要注意哪些事项。

 小课堂 ● ● ● ● ● ● ● ● ● ● ●

1. 什么是重大异常结果

重大异常结果一般是指那些具有强烈警示作用，可能暗示着严重疾病存在的检查结果，比如恶性肿瘤、严重的心脑血管疾病、器官衰竭等。常见的重大异常结果类型多种多样，比如肿瘤标志物的显著升高，往往可能是身体内存在肿瘤细胞活动的信号；心电图明显异常，可能预示着严重的心脑血管疾病；肺部检查中发现较大的肿块，可能是肺癌的表现。

2. 对于重大异常结果如何进一步就诊

当我们被告知有重大异常结果时，首先要尽快拿着报告咨询健康管理中心的医生，医生基于丰富的经验和专业知识，可以根据异常结果给出初步的就诊方向和建议，比如需要立即复查、进一步检查或者需要去临床专科诊治。就诊前，提前了解就诊医院的挂号流程至关重要，可以通过医院的官方网站、微信公众号或者咨询电话等渠道，

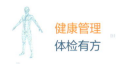
弄清楚专家号的放号时间和预约方式。同时，别忘了带好体检报告和其他相关的检查结果，以便能够及时制订科学合理的治疗方案。此外，也需要注意定期复查随访，持续评估病情，守护自己的健康。

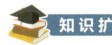
知识扩展

什么是分级诊疗

并非所有问题都需要到大医院就诊，分级诊疗就是合理利用医疗资源，将不同问题的患者分散到不同的医院，从而提升看病的效率。目前，我国大力倡导分级诊疗，对于常见病、多发病可以首先到基层医疗机构进行就诊，对于相对复杂的病情或急症，可以选择当地的综合性医院或由基层医疗机构、家庭医生等转诊至上级医院。当病情稳定后，上级医院也会推荐转回基层医疗机构进行长期管理，以此形成"基层首诊、双向转诊、急慢分治、上下联动"的分级诊疗体系。

对于健康体检后的重大异常结果，可以在健康管理中心医生的建议下选择合适的医疗机构进行进一步检查和诊疗。不管通过何种途径，一定重视重大异常结果，到正规的医疗机构就诊。

误区解读

发现重大异常指标，没症状就等等再去就诊

这个做法是不可取的。很多人在拿到重大异常结果的体检报告后，虽然看到了医生给出的进一步检查或就诊建议，却没有引起足够重视，认为只是小问题或者抱有侥幸心理，并且自己又没有任何

症状或者不适，所以没有及时按照建议去做进一步的检查和治疗，这其实是不对的，重大异常结果可能暗示着严重疾病存在，如果不闻不问，可能会延误了病情的最佳治疗时机。对于重要异常结果，无论有无症状，都应该进一步就诊咨询，做到疾病的早发现、早诊断、早治疗。

如何进行检后运动干预

张先生今年 50 岁了，上个月刚进行了一次全面的体检。这天，他拿着体检报告去找医生解读，医生告诉他没有什么大的问题，但是生活方式需要调整，尤其是增加运动、控制体重。医生建议他去运动中心评估一次体适能，然后根据安全有效的运动指导要点进行锻炼，以便取得更好的干预效果。张先生有些疑惑，运动还需要处方？

 小课堂 • • • • • • • • • • • • • • • • • • •

1. 什么是检后运动干预

科学的运动可以预防和治疗很多疾病，尤其是对于疾病高风险人群，或者疾病早期并未达到药物治疗指征的时候，保持良好的生活方式是最有效的治疗手段。检后运动干预是我们拿到体检报告后，根据体检结果，尤其是与代谢相关（比如脂肪肝、高血脂、高尿酸）等情况，结合自己实际需求和喜好，在专业人员的评估和指导下，进行科学有效的运动干预。

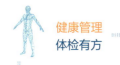
2. 如何科学地开展检后运动干预

"科学运动是良医"。有效地评估是开始运动的第一步，当我们拿到体检报告后，应该首先咨询专业的医生，在排除运动禁忌的情况后开始运动。即使体检报告结果一切正常，无需就诊，也可携体检报告至专业运动中心或者康复科进行后续评估。运动前风险筛查包括问卷评估、现病史和既往病史，以及医学辅助检查。体检报告可以提供部分医学检查信息，包括血压、心率、心脏及肺部体格检查、心电图、颈动脉彩超、心脏彩超等检查，问卷则需要在专业人员的指导下填写。

除了运动风险的筛查，运动能力评估还包括运动系统体格检查、身体姿态评估、体适能评估。评估结束后，康复医生和康复治疗师结合体检者的兴趣爱好、生活习惯、环境因素、运动目的和临床病情以及运动评估结果，提供个性化的运动指导要点。建议受检者配合运动手环等可穿戴设备，可以更加精确控制和监测运动强度。运动指导要点 2~3 个月需进行一次复评和调整。

知识扩展

运动指导要点包含哪些内容

如同医生出具药方需要告诉患者用什么药，用量是多少，每天用几次等类似，运动指导要点包括运动频率、运动强度、运动时间、运动方式、运动总量及进阶方式 6 个要素，这 6 个要素被称为 FITT-VP 原则。运动指导要点是个性化的，每个人的都不应完全相同。对于健康的成年人，建议每周进行 150~300 分钟中等强度或

75～150分钟高强度的有氧运动，或等量的中高强度运动的结合，如快走、慢跑、骑自行车、游泳、舞蹈等；每周至少进行2天肌肉力量练习，可以采用徒手练习或借助哑铃、弹力带等器械。对于患有慢性病、存在骨关节问题影响运动者以及65岁以上老年人、孕妇等，需要个体化调整，进行安全、科学、精准的运动。

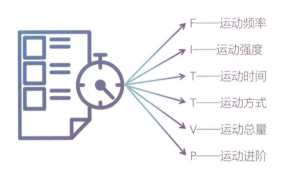

F——运动频率

I——运动强度

T——运动时间

T——运动方式

V——运动总量

P——运动进阶

FITT-VP 原则

误区解读

运动需要很长时间，久坐族没时间锻炼

这种想法是错误的。就算你是久坐一族，只要在日常生活中多穿插几次短暂的高强度运动，也会带来显著益处。这里说的高强度运动包括了上班路上疾步快走、用爬楼代替乘坐电梯，或是带孩子时陪玩得气喘吁吁等。我们常常会忽视这些"碎片化"身体活动，其实这也有不可忽视的健康价值，尤其是在没有条件专门去健身房、球场，或是特地换上运动服装、准备器械设备的情况下，只需在工作、学习或做家务、看电视的时候，见缝插针地做一些短时间运动，都是大有好处的。

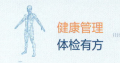

如何进行检后营养干预

　　张女士刚刚拿到体检报告，发现自己有很多问题，比如高血压、高血脂、超重、脂肪肝、骨质疏松等，高血压和高血脂自己一直都有，也有在吃药控制，但是像脂肪肝、超重、骨质疏松这些，去看病又觉得没必要，想着依靠饮食调节，但是又没有具体的饮食方案，不知道怎么办才好，营养干预到底怎么做呢？

 小课堂 ● ● ● ● ● ● ● ● ● ●

1. 如何进行营养干预

　　首先，我们要调整饮食结构，要保证每日摄入的食物种类和数量是科学合理的，适量的食物主要指每天摄入的各种食物所提供的能量，不超过，也不能低于人体每日所需要的能量总和。其次，饮食频次也需要定时定次，比如每天三餐时间固定。同时也需要优化食物加工方式，比如以前爱吃油炸食物，现在可以多尝试水煮等相对健康的方式进行烹饪。《中国居民膳食指南（2022）》针对我国民众饮食习惯特点制订形成一份平衡膳食建议（膳食宝塔），膳食宝塔中对每人每天各类食物的适宜摄入量做出了合理的建议，可以供大众参照执行。当然，由于我国幅员辽阔、饮食多样，也形成了一些独具特色的健康膳食模式，如"江南饮食""岭南饮食"等等。越来越多的研究表明，这些具有地方特色的膳食模式可以带来不少健康益处。

2. 常见慢性病的营养干预要点

（1）超重、肥胖及脂肪肝人群：建议首先要规律性饮食，不能暴饮暴食，限制甜食、油炸类食物的摄入，少吃高胆固醇及高脂肪的食物，多吃一些富含膳食纤维的食物，比如新鲜蔬菜水果、粗粮等。另外，脂肪肝人群也要控制酒精的摄入量，最好是戒酒。

（2）高血压、高血脂、糖尿病人群：在药物治疗的基础上要减重、控制钠盐摄入、增加钾和钙的摄入、减少脂肪摄入量、增加优质蛋白摄入量、多摄入含膳食纤维的食物、戒酒、适量运动。糖尿病人群要合理安排餐次，可以少食多餐，这样有利于控制血糖。

（3）尿酸高、痛风人群：减少食用含嘌呤高的食物，比如动物内脏、浓肉汤、火锅汤、沙丁鱼、酵母粉等。平时多饮水，戒酒，尤其是啤酒。多吃蔬菜和水果，补充维生素和矿物质。

 知识扩展

什么是"江南饮食"模式

江南饮食，指的是以长江下游一带典型饮食为代表的一种模式。研究发现，华南和华北汉族人群虽然具有相似的遗传学背景，但是华北地区人群肥胖、代谢综合征、心血管疾病的发病率却高于华南地区人群，这与数百年来两地不同的膳食模式有很大关系。伴随研究的深入，"江南饮食"已得到广泛认可，成为适合我国居民的一种健康膳食模式。

在"江南饮食"模式中，以稻米为主食，提倡粗粮细粮搭配，果蔬多，河鱼、河虾和禽类等摄入较多，猪、牛、羊等红肉摄入较少，喜

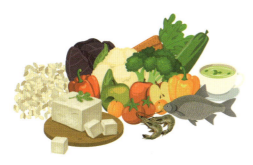

"江南饮食"模式中的代表性食物

欢食用豆制品，以菜籽油等植物油为主，在烹饪方式上以低温烹调为主，有饮茶习惯。这种饮食模式有利于预防心血管疾病，尤其是在降压和降糖方面效果更加明显。当然，"江南饮食"模式只是一种原则，在这种模式的基础上，仍然要注意膳食摄入的总量以及糖、油、盐的摄入，这样才能达到促进健康的目的。

误区解读

营养干预就是吃补品

这种说法不完全正确。"民以食为天""药补不如食补"，很多时候，营养干预都被大众理解成吃点好的，或者吃点高级的补品，比如盲目购买保健品或者吃海参、鲍鱼等滋补，这样就是对身体好，这样的想法是不对的。由于每个人身体情况不同，有些食物和补品，在不同的人身上效果则不同，对于适合的人来说是对身体有益，对那些不适合的人来说可能完全有弊无利。在选用补品上，还需要考虑季节、环境和饮食习惯等因素，不是随便吃的。另外，不能将营养干预简单地理解为一个"补"字，它需要根据每个人的自身健康状况，进而去制订不同的营养方案，以期达到最佳效果。

如何保持心理平衡

　　李女士是一位中年职业女性，长期以来都面临着工作压力和家庭责任的双重负担。最近，她感到自己的情绪波动大，时常感到焦虑，且睡眠质量也明显下降。这些心理问题已经对她的工作和生活产生了负面影响，李女士非常苦恼，应该如何保持心理平衡呢？

 小课堂 ● ● ● ● ● ● ● ● ● ● ● ● ● ●

1.　什么是心理平衡

　　心理平衡是指一种心理状态，不仅仅是没有负面情绪，更重要的是能够积极、乐观地面对生活，以及有效地应对各种复杂情境。心理平衡对于个体的身心健康至关重要，有助于增强个体的心理韧性，提高应对压力的能力，从而保持身心健康。当心理失衡时，个体可能会体验到焦虑、抑郁、愤怒等负面情绪，这些情绪长期累积，可能会对身体健康产生不良影响。

2.　为什么要重视心理平衡

　　心理平衡对于维持身心健康至关重要。当人们面临压力、挑战或变化时，心理平衡能够帮助他们更好地应对，以及减轻焦虑、抑郁等负面情绪的影响。心理平衡的人通常能够更积极地看待问题，保持乐观的态度，这有助于提升他们的生活质量，增强抵抗力，减少疾病的发生；能够更清晰地思考问题，更准确地判断形势，从而做出更明智的决策，有效提升个人的认知能力和创造力。

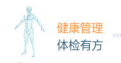
重视心理平衡也是现代社会对个体全面发展的要求。在快节奏、高压力的现代社会中，保持心理平衡不仅是个体自我发展的需要，也是应对各种挑战和变化的必备能力。因此，我们应该重视心理平衡的培养和维护，通过积极的生活态度、有效的情绪管理技巧以及适当的心理干预等方法来保持心理平衡。

知识扩展

如何保持心理平衡

实现心理平衡需要个体具备一定的自我调节能力，需要我们在日常生活中不断关注、调整和维护，包括但不限于以下几个方面。

（1）认识并接受自己：了解自己的优点和缺点，接受自己的不完美。每个人都是独一无二的，学会爱自己，是心理平衡的基础。

（2）保持积极心态：尽量用乐观的态度看待事物，即使遇到困难也要相信有解决的办法。积极的心态能增强你的心理韧性，让你更容易应对挑战。

（3）规律作息：保证充足的睡眠，建立规律的作息时间。良好的睡眠对情绪稳定至关重要，而规律的作息则能让你的生活更有序、更可控。

（4）健康饮食：均衡饮食，多吃蔬菜水果，减少高糖、高脂肪食物的摄入。

（5）适量运动：定期进行体育活动，如散步、跑步、瑜伽等。运动能释放压力，提升心情，还能增强体质。

（6）接受专业帮助：当自己无法有效应对心理问题时，不要

犹豫要不要寻求专业的心理咨询或治疗。专业的心理咨询师或治疗师能够提供更具体、更有针对性的建议和支持。

 误区解读

维持心理平衡，就可以避免所有负面情绪

这种说法不完全正确。心理平衡是每个人都需要追求和维护的状态。无论是面临重大挑战的人还是生活相对平稳的人，都需要关注自己的心理状态，并采取适当的措施来保持平衡。维持心理平衡并不能避免所有负面情绪，负面情绪是人类情感的一部分，是我们对生活中挑战和困难的自然反应。试图完全避免负面情绪是不现实的，也是不健康的。相反，我们应该学会接受和应对这些情绪，通过积极的方式去处理它们，从而实现心理平衡。

小故事　心理问卷的发展史

心理问卷的发展史充满趣味与创新。其雏形可追溯至古代占卜，那时人们通过星象、算命等方式预测未来与性格。随着科学进步，心理测评逐渐成形，从简单的智力与性格测试到复杂的心理问卷。19世纪末，科学的心理测验兴起，心理问卷成为评估心理状态的重要手段。如今，心理问卷已数字化、在线化，便捷高效，广泛应用于教育、企业管理、心理咨询等领域。它不仅帮助人们了解自我，还为心理学研究提供宝贵数据，推动了心理健康事业的发展。

答案：1.A；2.D；3.×

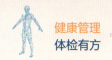

健康知识小擂台

单选题：

1. 接到异常结果通知后，错误的做法是（　　）

　　A. 马上自行用药　　　　　B. 按医生建议复查

　　C. 向医生详细说明情况　　D. 调整心态

2. 关于运动，下列描述正确的是（　　）

　　A. 锻炼至少 30 分钟才有效

　　B. 锻炼需要特定的场地和器械

　　C. 只要动起来就行，强度不重要

　　D. 爬楼梯也可以作为运动的一种方式

判断题：

3. 心理平衡就是没有负面情绪。（　　）

全面管理，让健康成为
一种习惯自测题

（答案见上页）